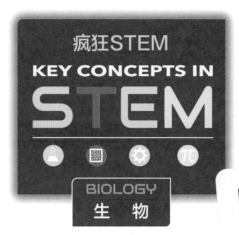

U0281170

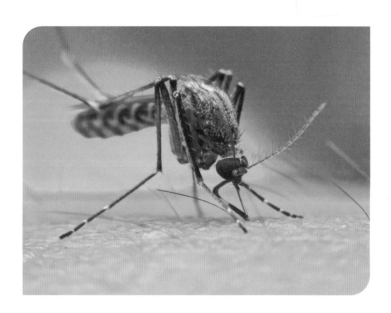

动物和人类
ANIMALS AND HUMANS

英国 Brown Bear Books　著

白雪飞　译

尹玉峰　审校

电子工业出版社
Publishing House of Electronics Industry
北京·BEIJING

Original Title: BIOLOGY: ANIMALS AND HUMANS

Copyright © 2020 Brown Bear Books Ltd

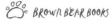

Devised and produced by Brown Bear Books Ltd,
Unit 1/D, Leroy House, 436 Essex Road, London
N1 3QP, United Kingdom
Chinese Simplified Character rights arranged through Media Solutions Ltd Tokyo
Japan (info@mediasolutions.jp)

本书中文简体版专有出版权授予电子工业出版社。未经许可，不得以任何方式复制或抄袭本书的任何部分。

版权贸易合同登记号　图字：01-2021-6686

图书在版编目（CIP）数据

动物和人类 / 英国 Brown Bear Books 著；白雪飞译 . —北京：电子工业出版社，2022.9
（疯狂 STEM. 生物）
ISBN 978-7-121-42741-1

Ⅰ . ①动… Ⅱ . ①英… ②白… Ⅲ . ①动物—青少年读物 ②人类—青少年读物
Ⅳ . ①Q95-49 ②Q98-49

中国版本图书馆 CIP 数据核字（2022）第 038633 号

审图号：GS 京（2022）0457 号
本书插图系原文插图。

责任编辑：郭景瑶
文字编辑：刘 　晓
特约编辑：王曙照
印　　　刷：北京利丰雅高长城印刷有限公司
装　　　订：北京利丰雅高长城印刷有限公司
出版发行：电子工业出版社
　　　　　北京市海淀区万寿路 173 信箱　邮编：100036
开　　　本：787×1092　1/16　印张：20　字数：608 千字
版　　　次：2022 年 9 月第 1 版
印　　　次：2022 年 9 月第 1 次印刷
定　　　价：188.00 元（全 5 册）

　　凡所购买电子工业出版社图书有缺损问题，请向购买书店调换。若书店售缺，请与本社发行部联系，联系及邮购电话：（010）88254888，88258888。
　　质量投诉请发邮件至 zlts@phei.com.cn，盗版侵权举报请发邮件至 dbqq@phei.com.cn。
　　本书咨询联系方式：（010）88254210，influence@phei.com.cn，微信号：yingxianglibook。

"疯狂STEM"丛书简介

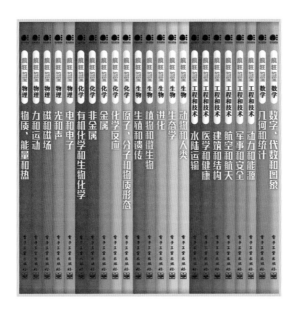

　　STEM 是科学（Science）、技术（Technology）、工程（Engineering）、数学（Mathematics）四门学科英文首字母的缩写。STEM 教育就是将科学、技术、工程和数学进行跨学科融合，让孩子们通过项目探究和动手实践，以富有创造性的方式进行学习。

　　本丛书立足 STEM 教育理念，从五个主要领域（物理、化学、生物、工程和技术、数学）出发，探索 23 个子领域，努力做到全方位、多学科的知识融会贯通，培养孩子们的科学素养，提升孩子们实际动手和解决问题的能力，将科学和理性融于生活。

　　从神秘的物质世界、奇妙的化学元素、不可思议的微观粒子、令人震撼的生命体到浩瀚的宇宙、唯美的数学、日新月异的技术……本丛书带领孩子们穿越人类认知的历史，沿着时间轴，用科学的眼光看待一切，了解我们赖以生存的世界是如何运转的。

　　本丛书精美的文字、易读的文风、丰富的信息图、珍贵的照片，让孩子们仿佛置身于浩瀚的科学图书馆。小到小学生，大到高中生，这套书会伴随孩子们成长。

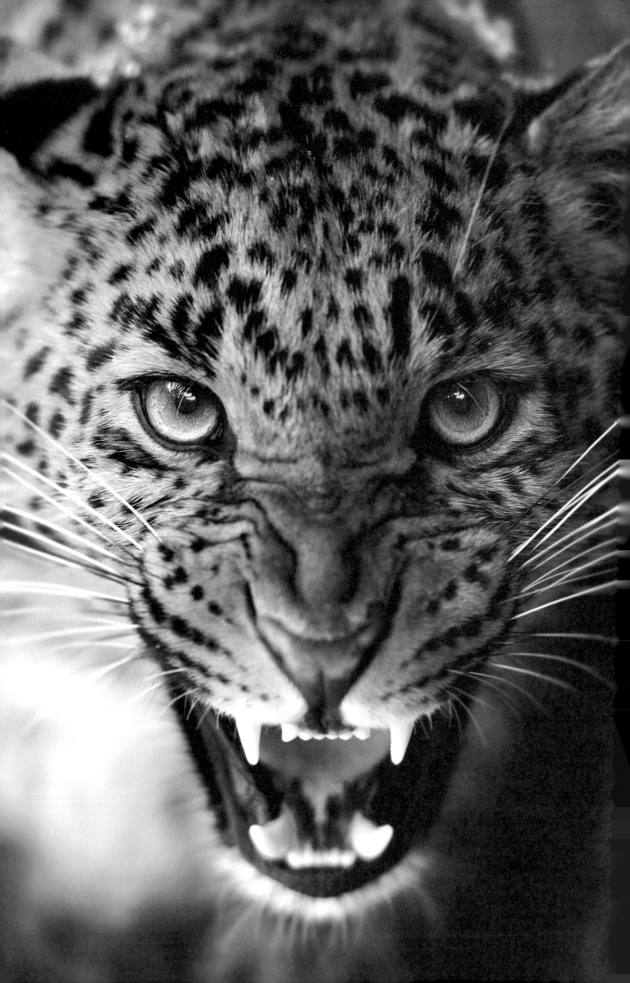

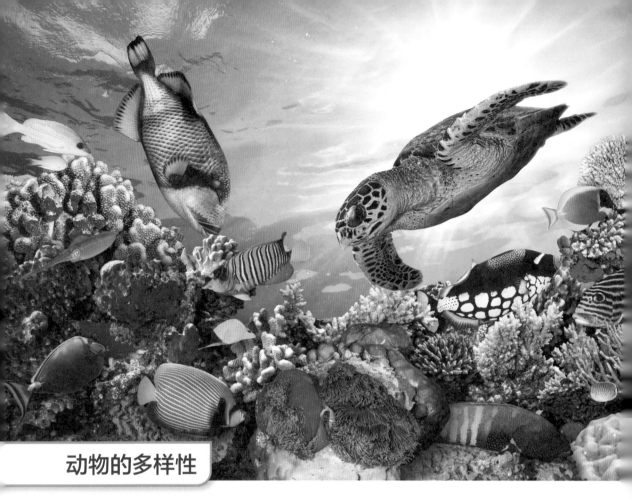

动物的多样性

地球上的几乎每一个栖息地，都有形形色色的动物生存着。一些通过滤食而获取食物；还有一些则依靠咀嚼植物或捕食其他动物而生存。

生物学家将所有生物划分成不同的庞大类别，统称为"生物界"。现在，人们已认识了5种生物界：动物界、植物界、真菌界、原核生物界和原生生物界。另有一些学者将生物分为6个界：动物界、植物界、真菌界、原生生物界、古细菌界和真细菌界。也有一些生物学家认为，原生生物是许多不同的简单生命形成的群体，因此不能算作一个界。动物界由形形色色的动物组成。各个界进一步划分出不同的群体，被称为"门"。每个门又分为不同的纲，然后是目、科、属和种。

尽管动物种类繁多，但它们仍具有一

珊瑚礁是一类有着惊人的生物多样性的家园。全世界海洋中有超过25%的鱼类以珊瑚礁为生。

些共同的特征。动物是多细胞生物——它们是由许多细胞组成的，通常这些细胞会组成一系列的组织与器官。动物细胞不像植物细胞那样拥有坚固的细胞壁。几乎所有的动物都拥有一个肠道，因为它们不能像植物那样自己制造食物，而必须靠摄取食物来获得能量。大多数动物还有着神经系统，以此来快速地应对外部环境的各类信号和挑战。

不同动物在身体构造、捕食习惯、繁殖和行为上有着巨大的差异。它们成年后的生活方式可能是自由生活、固着（像珊瑚一样，一生待在一个地方）或寄生（生活在其他生物体内或身上）。有的动物可能习惯群居，如蚂蚁、角马和土拨鼠；也有的偏向独居，只有在繁殖的时候才会寻找伴侣，如美洲狮和驼鹿。

无脊椎动物的世界

大多数动物是无脊椎动物——它们没有脊椎。如果在花园里寻找，你就会发现到处都是无脊椎动物：蜗牛聚集在植物的底部，蚯蚓藏在土壤里，蝴蝶在头顶飞舞。无脊椎动物大约有25个门，包括软体动物、棘皮动物（海星及其近亲）和各种各样的蠕虫等。最简单的无脊椎动物是扁盘动物，它们只有几千个细胞。海绵要大一些，含有数百万个细胞。它们的细胞具有不同的功能，但并未形成器官。水母则更高级一些，有着器官和神经细胞，所以它们可以对外部环境做出反应。

有一些无脊椎动物门非常小。例如，环口动物门就只包括一些生活在各种龙虾嘴部的微小物种。相比之下，其他一些门可能包含大量的物种，如软体动物门就包括蛤、

蛞蝓和鱿鱼等不同的动物。不过，最具多样性的是节肢动物门，包含螃蟹、蜘蛛和蜈蚣等，还囊括了最庞大的一个动物类别——昆虫。目前已经有描述的昆虫大约有一百万种，但可能还有几百万种昆虫尚未被我们发现。

有脊椎的动物

动物界中有很多动物属于脊索动物门。这一门中的很多动物拥有坚硬的内部骨骼结构和椎骨，它们被称为"脊椎动物"。

椎骨保护着在头部和身体之间传递信号的脊髓。脊椎动物主要分为6类，分别是圆口类、鱼类、两栖动物、爬行动物、鸟类和哺乳动物。脊椎动物的形态、大小多样，例如，侏儒虾虎鱼通常只有8毫米长，重量还不到0.1克；而相比之下，蓝鲸的身长可

动物的对称性

大多数动物是对称的。假设有一条贯穿动物身体的线，那么在此线两侧的身体各部分的大小、形状和位置分布基本上是一致的。动物的对称性主要有两种类型。大多数动物，包括蠕虫、鱼和人类，是两侧对称的。海星和水母

等动物则不一样。它们有一个中心轴，身体各部分围绕着这个轴呈辐射状分布，这叫作"辐射对称"。有些动物，如海绵，则完全没有对称性，呈现出不规则形状。

鱼是两侧对称的，而海星呈辐射对称。

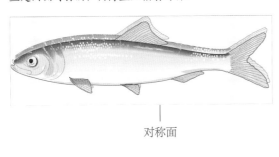

对称面

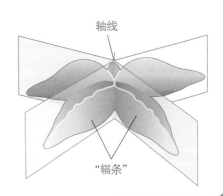

轴线

"辐条"

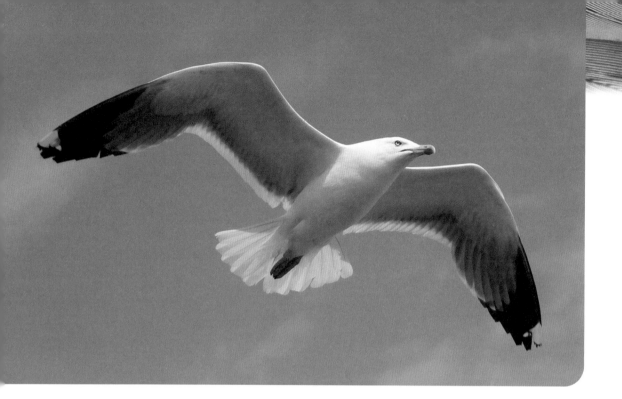

达33米，重量有些可以达到180吨。

　　早期的脊椎动物是海洋生物，它们没有下颚。目前，仅有两种没有下颚的脊椎动物，即盲鳗和七鳃鳗。七鳃鳗附着在大鱼身上，用牙齿在大鱼身上凿出一个洞，然后吸食大鱼的血液。

为什么没有巨型昆虫

　　就数量而言，昆虫是地球生命史上最成功的群体。然而，我们很少见到大小超过15毫米的昆虫。生物学家认为这与它们特别的呼吸方式有关。昆虫没有人类那样的肺，它们拥有一个叫作"气管"的管道系统。气管将氧气输送到它们体内的每一个细胞中。这个系统如果在大型动物的身上，就会变得很低效，因此昆虫的体型也受到了限制。不过，在以前的大气中，氧气的含量会高一些。例如，3亿年前，大型无脊椎动物繁盛，其中包括长达76厘米的蝎子、翼展达到70厘米的巨型蜻蜓和长达2.4米的千足虫。

正如图中这只银鸥，鸟类的前肢已经进化成翅膀，用于动力飞行。

鱼类和两栖动物

　　脊椎动物亚门包括3种主要的鱼类：鲨鱼、辐鳍鱼和肉鳍鱼。鲨鱼的骨骼是由软骨而不是骨头构成的。辐鳍鱼属于最大的脊椎动物类别——硬骨鱼，这一类别有超过28 000个物种。肉鳍鱼包括肺鱼和腔棘鱼类，它们的祖先是大约3.75亿年前从海洋迁移到陆地上的第一批脊椎动物。这些古老的肉鳍鱼逐渐进化成两栖动物，现在这一类别中包括了蝾螈、青蛙和蟾蜍等动物。两栖动物的皮肤是潮湿的，但很快就会变干，所以它们通常生活在靠近水源的地方，而它们也需要在水中产卵。

爬行动物

　　爬行动物是由两栖动物进化而来的。爬行动物有坚实且防水的外皮，它们的卵带壳，由此能在远离水的地方活动。鳄鱼是现存最大的爬行动物，其中河口鳄鱼的身长几乎可以达到7米，其重量能超过1吨。

鳄鱼在陆地上的巢中产卵。相比之下，有些蜥蜴和蛇则会产下活的幼体。蛇是爬行动物中进化进程最新的动物之一。蟒蛇通过包裹、缠绕的方式来杀死猎物；而毒蛇会在中空的毒牙中注入毒液，以杀死猎物。

鸟类

爬行动物、两栖动物、鱼类和无脊椎动物都是变温动物，它们的体温取决于周围环境的温度。鸟类是恒温动物，它们能保持自己的体温。大约在1.7亿年前，鸟类由一种名为恐龙的爬行动物进化而来，恐龙也可

环尾狐猴是一种生活在印度洋马达加斯加岛的哺乳动物。和所有哺乳动物一样，环尾狐猴也有毛发或毛皮，它们的雌性通过乳腺分泌乳汁，并以此来喂养幼崽。

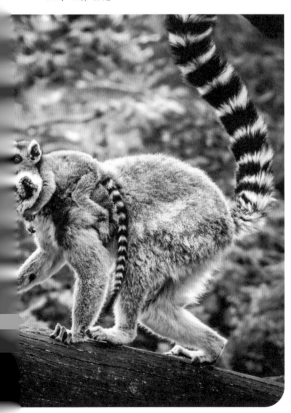

科学词汇

栖息地：生物出现在环境中的空间范围与环境条件的总和。
猎物：被其他动物捕获并吃掉的动物。
固着动物：在整个成年期都不移动的动物。
毒液：由捕食动物释放出的一种有毒、有害物质，用于控制猎物。

能是恒温动物。

鸟类有羽毛，可以帮助它们保持体温。它们的前肢进化成用于飞行的翅膀。为了便于飞行，鸟类的体重必须很轻，所以它们的骨头中空，并且它们不会在体内孕育雏鸟，而会以产卵的形式繁衍后代。鸟类的身体里有气囊，用来增加通向肺部的气流；还有强壮的心脏，用来提供富含氧气的血液。

哺乳动物

大约在2亿年前，哺乳动物由一群被称为"兽孔目"的四足脊椎动物进化而来。当今的哺乳动物大约有5450个种类，包括袋鼠、老鼠、人类，以及我们的近亲——猿和猴。哺乳动物在世界范围内的分布非常广泛。哺乳动物保持体温的工具不是羽毛，而是毛发。除了鸭嘴兽和4种针鼹鼠是通过产卵来繁衍后代的，其他的哺乳动物都是胎生的。雌性哺乳动物用乳汁来喂养幼崽。

人体系统

人体由相互关联的器官和组织构成。这些器官、组织维系着人体的存活与健康，它们被称为"人体系统"。

在生命的早期，人的身体就已经开始发育。女性体内的胎儿，刚开始只是一个由精子与卵子结合形成的细胞。这个细胞也被称为"受精卵"，它会继续分裂成两个相同的细胞。这两个细胞再分裂形成4个细胞，然后再次分裂产生8个细胞，以此类推。

人体系统

在一开始，人体所有的新生细胞都是完全相同的，不过，它们很快就会分化成不同种类的细胞。这些细胞形成了不同类型的组织，还发育成骨骼、肌肉和器官，如心脏和肝脏。组织和器官构成了人体系统的基础

人类的身体

这张图显示了人体系统主要的组织与器官。

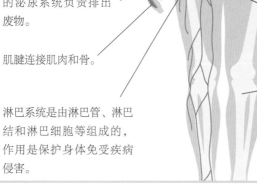

脑控制着神经系统。神经系统包括神经与脊髓。

包括垂体在内的内分泌系统产生激素。

肺是呼吸系统中重要的器官，负责将二氧化碳转换为人体必需的氧气。

肌肉系统中的肌肉通过紧张或放松来使身体产生运动。

包括肾脏和膀胱在内的泌尿系统负责排出废物。

肌腱连接肌肉和骨。

淋巴系统是由淋巴管、淋巴结和淋巴细胞等组成的，作用是保护身体免受疾病侵害。

皮肤、头发和指甲构成皮肤系统。

心脏和血管形成循环系统，负责携带气体和营养物质在身体中循环。

胃、肝脏和肠属于消化系统，可以分解、消化食物。

生殖系统用于繁衍后代。

包括骨在内的骨骼系统支撑着人体结构，也保护着位于人体内部的器官。

科学词汇

内分泌系统：释放激素的腺体系统。

激素：对机体代谢、生长、发育、繁殖、性欲等起重要调节作用的化学信使。

部分。例如，像胃和肠这样的器官就是消化系统的组成部分。

临床上普遍认为，人体有8个或9个系统。其中，有5个被称为"主要系统"——这并不是因为它们比其他系统更重要，而是因为它们贯穿全身。这5个主要系统包括运动系统（骨、关节和肌肉）、循环系统（心脏、血液和血管）、神经系统（脑、脊髓和神经）、皮肤系统（皮肤、头发、指甲和汗腺）和免疫系统（抗感染的血液细胞和器官）。

其他系统被称为"次要系统"，主要位

胃的秘密

1822年，一位名叫亚历克西斯·圣·马丁（Alexis St. Martin，1794-1880年）的法裔加拿大人被枪击中，美国军医威廉·博蒙特（William Beaumont，1785-1853年）负责治疗他。后来，圣·马丁的伤口愈合了，但他的身体却留下了一个永久性的创洞，直接通向他的胃部。博蒙特医生意识到，这是一个研究胃是怎样消化食物的好机会。他把肉、面包和卷心菜的碎片绑在丝线的末端，放进圣·马丁的胃里。几个小时后，他把这些食物拉了出来，观察发生了什么变化。1833年，博蒙特发表了第一篇关于活体胃如何进行消化工作的精确论述。

内稳态

体内各个系统在工作的同时，也与其他系统协作，共同控制身体的物理和化学条件。这个过程被称为"内稳态"，包括保持身体在最佳状态，如37.0℃左右适宜的体温。出汗是一种使身体降温的方式，而打寒战是一种使身体升温的自我保护机制。其他器官，如肝脏和胰腺，可以控制血液中糖分的含量；两个肾脏能控制身体中水分和盐分的含量。

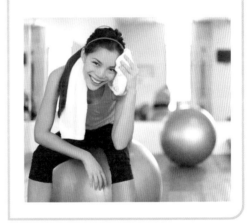

于身体体腔内，如胸部和腹部。消化系统包括口腔、胃、肝脏和肠，它们可将食物转化为能量和营养物质，如氨基酸和糖类。呼吸系统主要包括肺，当你吸气时，肺从空气中吸入氧气，呼气时肺会排出二氧化碳。排泄系统包括肾脏。生殖系统包括生殖器官。内分泌系统产生激素。有些器官不只属于一个系统，例如，胰腺就同时属于消化系统和内分泌系统。

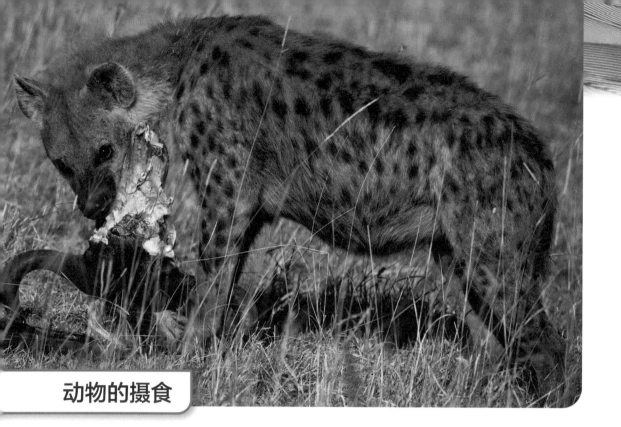

动物的摄食

所有动物都需要摄入能量，以组建和修复身体。这些至关重要的能量，来源于它们的食物。

根据它们不同的觅食方式，可以将数以百万计的动物分成食肉动物和食草动物。食肉动物，如鲨鱼、蜘蛛和狼，吃其他动物；食草动物，如牛和兔子，则吃植物。有的食草动物以各种各样的植物为食物，但有的只吃一种植物。例如，树袋熊主要以桉树叶为食。

生物学家把既吃植物又吃动物的动物称为"杂食动物"。杂食动物包括狐狸、浣熊和人类等。滤食动物会将微小的植物和动物从水中过滤出来，而食腐动物则以死亡和腐烂的物质为食。

植物性食物通常易于采集，但营养不如肉类丰富。食草动物进食时间长，例如，树袋熊每天要进食 18 小时。啮齿类动物会将这些食物储存起来，以备食物短缺时食用。经过漫长的时间，动物进化出了许

一只斑点鬣狗正在叼起一只羚羊腐烂的尸体。斑点鬣狗通常以动物尸体为食，但当鬣狗成群结队时，它们也会捕食年幼或弱小的动物，包括角马和斑马。

多有助于它们觅食的特征，这被称为"适应性"。

摄食适应

食草动物的口器和消化系统已经进化到可以对付坚硬的植物性食物的程度。以藻类为食的水生动物，如帽贝和鹦嘴鱼，都有尖锐的口器，可以把食物从岩石上刮下来。以植物为食的哺乳动物有用于研磨的扁平牙齿；有些哺乳动物（如牛）的胃里有很多不同的腔，用于消化食物。羚羊、白蚁等各种食草动物的肠道中都有微生物，可以帮助动物分解一种坚韧的物质——纤维素，这种物质存在于植物的叶和茎部。食肉动物的身体结构也与它们的捕食习惯相适应。食肉动物，如狮子和鬣狗这类哺乳动物，有着强有力的下颚和锋利的牙齿，能抓住猎物并将其

切割成大块，然后吞下去。鹰和隼等鸟类用锋利的爪子抓住猎物，用钩状的喙把猎物撕成碎片。

视与听

猎食者依靠它们敏锐的感官来追踪食物。食草动物要对周围环境时刻保持敏锐的警觉，以便比猎食者抢先一步。许多动物拥有与人类相同的感官系统，如视觉、嗅觉、听觉、味觉和触觉。对人类来说，视觉是最重要的感官，而像鹰这样的猎食者，视觉要更敏锐。狼和鲨鱼在追踪猎物时更多地依靠嗅觉。像猫头鹰这样的猎食者可以听到人类耳朵无法感知的非常微弱的声音。

对于许多需要在夜间寻找食物的动物来说，视觉用处不大。蝙蝠用听觉代替视觉——蝙蝠会发出尖锐的叫声，这种叫声会在飞蛾等猎物身上"反弹"，蝙蝠通过倾听回声来确定猎物的位置，这就是"回声定位"。大多数名为果蝠的大型蝙蝠不用回声定位，它们靠嗅觉和巨大的眼睛来寻找水果。许多动物靠嗅觉寻找食物。

谁主沉浮

许多生物在人体内生存和觅食。这些叫寄生虫的生物必须避免被食物冲走。绦虫（下图）会把带刺的头节"刺入"肠壁，但巨大的线虫则不会固定自己，它们会逆流而上，甚至游到人的咽喉处。

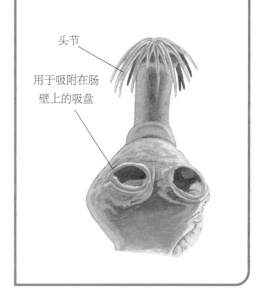

头节

用于吸附在肠壁上的吸盘

灰礁鲨是一种可致命的食肉动物，它们以鱼类、章鱼、乌贼等动物为食。

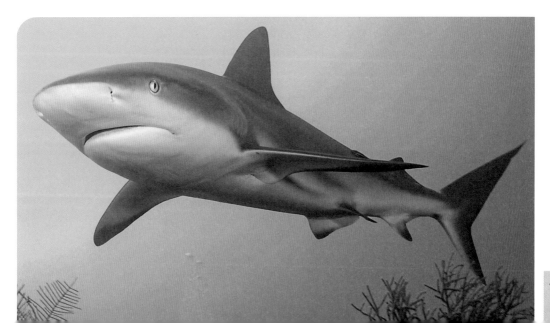

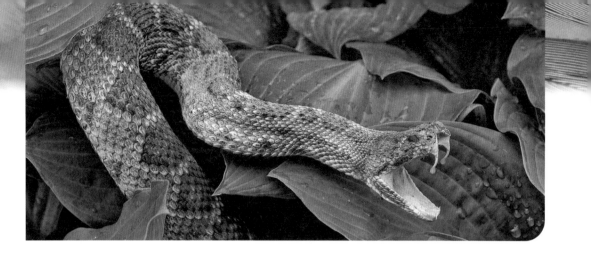

响尾蛇是一种高效的猎食者，它们会在咬住猎物的同时，向猎物体内注射毒液，然后将其整个吞下。

气味与振动

无论是野生的狗，还是家养的狗，都能通过它们熟悉的气味类型来分辨自己所处的周围环境。对于其他需要捕食的动物来说，气味的作用同样重要。蛇可以用快速翻动的舌头从空气中采集化学物质，然后将这些化学物质传递给上颚的敏锐感官。虽然蛇没有耳朵，但它会利用声音——当在地面传播的声音通过蛇的身体时，蛇身上的小块骨头会发生振动，这样蛇便能够感知到声音。蝎子通过探测振动的方式来追踪猎物——它们的脚上有传感器。鱼通过沿着身体的一条感知条带（被称为"侧线"）来探测水中的振动。

超级感官

有些动物拥有人类所没有的超级感官。例如，一些蛇（如蟒蛇和蝮蛇）可以通过它们脸颊上敏锐的凹坑来探测猎物（如老鼠）的体温。这些凹坑能让蛇在夜间随热度寻找猎物。在海洋中，鲨鱼和鳗鱼利用电场来追踪猎物。还有一些动物能够感知地球磁场，如鲸、蜜蜂、鸽子和海龟，这种能力可以帮助它们在长途觅食或繁殖时辨识方向。

猎杀动物

猎食者一旦盯上猎物，就需要采用某种方法制服并杀死猎物。许多食肉动物用的是它们锋利的牙齿和爪子，一些小型食肉动物会用毒液当武器。水母、海葵和珊瑚的触须上都有刺细胞，它们可以麻痹小动物。蜘蛛和蜈蚣会在叮咬猎物的时候，将毒液注入猎物体内。眼镜蛇等蛇类一次使用的毒液的威力便足以杀死一个成年人；黄蜂和蝎子也会使用尾巴上的毒刺麻痹它们的猎物。

那些被当作猎物的动物们，通常也有一系列对付猎食者的手段，不过，猎食者总能见招拆招。例如，蜗牛的壳可以保护它们不受大多数猎食者的伤害，但是画眉鸟会用石头砸蜗牛壳来获得里面的动物软体。豪猪身上覆盖着很多毛刺，使大多数猎食者望而却步。然而，有一种叫作"食鱼貂"的食肉哺乳动物，会攻击豪猪的头部来击败它们，因为它们的头部不带刺。与这异曲同工的是，一些老鼠会将射炮步甲（俗称放屁甲虫）的尾巴先插入泥中，以阻止它们释放出致命的气体。

在自然界中，猎食者用各种各样的方法来捕获猎物。顶级猎食者，如狮子、猎鹰和鳄鱼，主要采用伏击的方式捕食。猎豹会悄悄地跟踪瞪羚这类猎物，待距离足够近时，再进行攻击。它们主要以年幼、生病或年老的动物为目标，因为这些动物是最容易捕获的。即便如此，猎豹的攻击行动也常常会失败。

狼和非洲猎犬采用的捕食方式与猎豹不同。它们通常成群结队地追捕猎物，甚至能够在任何地形上对猎物持续追捕好几小时，直到猎物筋疲力尽、放弃抵抗。

较小的猎食者通常不靠速度取胜，而以潜行的方式捕获猎物。它们常常只需要埋伏着等待路过的动物。例如，青蛙和变色龙会用它们又长又黏的舌头捕捉路过的昆虫。活板门蛛则会利用它们洞穴入口周围错综复杂的丝网来绊住昆虫，然后冲出洞穴将其捕获。

还有一些小猎食者通过设置陷阱、坑洞或圈套来对付它们的猎物。蚁狮会在沙子里挖坑，等待更小的昆虫落入里面，圆网蜘蛛用丝编织出陷阱来捕捉飞虫。

琵琶鱼有着惊人的捕猎能力。它们用自带的诱饵来吸引小鱼。这个诱饵其实是它们的一根长长的脊椎，在末端有一个肉质的叶片，看起来像一条蠕虫。这一看上去很美味的诱饵就悬挂在"垂钓者"琵琶鱼的颌前，一旦有鱼接近试图咬饵，琵琶鱼就会猛扑过去。

科学词汇

食肉动物：以其他动物为食的动物。

纤维素：在植物细胞壁中形成坚韧结构的化学物质。

食腐动物：以死去的动物或者植物为食的动物。

滤食动物：以从水中滤出的细小微粒作为食物的动物。

食草动物：以植物为食的动物。

杂食动物：既吃植物又吃动物的动物。

试一试

寻找食腐动物

生活在土壤中的生物，如螨虫、千足虫和蚯蚓，在营养物质的循环利用中扮演着重要的角色。它们属于食腐动物，以粪便和腐烂的动植物为食。如果想要研究这些动物，可以试着制作这个简易的设备。

把塑料容器的底部切掉，换上一面细金属丝网。把这个容器放到一个漏斗上，再在金属丝网表面放置一些腐烂的叶子和土壤。把漏斗套在一个装有水的罐子里，将强光照射在土壤上。土壤中的动物为了逃避光线，会爬离土壤与叶子，掉入下方的罐子中。不过，为了看清这些细小的食腐动物，你需要用一个放大镜来进行观察。

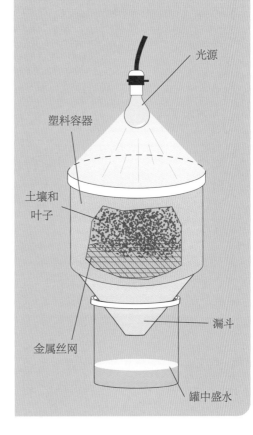

光源
塑料容器
土壤和叶子
金属丝网
漏斗
罐中盛水

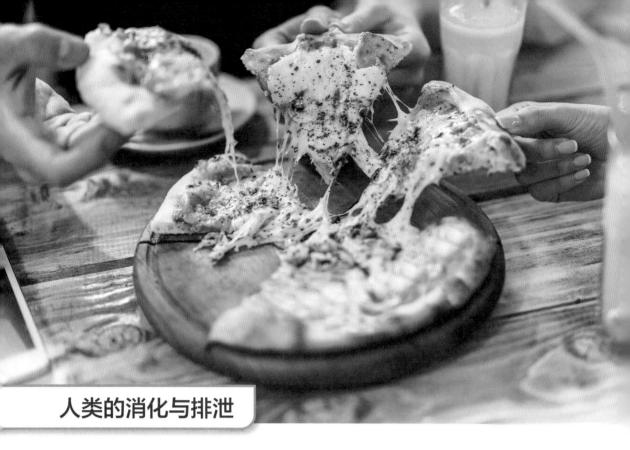

人类的消化与排泄

在消化过程中，身体会将食物分解成可以溶解在血液中的微小颗粒。这些微小颗粒被吸收并被输送到身体的各个组织中。排泄是人体在消化食物后，排出废物的过程。

食物只有被分解成小而简单的小分子，才能被身体吸收并利用。大多数食物是由长链分子组成的。消化系统需要打破这些链中的化学键。经过这样的过程，大分子会变成小分子，再由血液输送到身体的细胞中。细胞可以将它们作为"燃料"消耗掉，或将其重新组合成新的大分子，以构建新组织。细胞内的化学反应会产生废物，这些废物由血液带走，之后被排出。

消化

人体感官的感知与分析贯穿食物进入口腔的全过程。当食物在口腔内被咀嚼时，唾液就开始分解食物。食物会通过一

有的食物含有大量的脂肪，如一部分比萨就属于高脂肪食物。均衡膳食指饮食中应包含人体所需的各种营养成分，即碳水化合物、蛋白质和少量的脂肪。

酶

酶是一种能够加速或减缓体内化学反应的蛋白质。细胞中含有多种不同类型的酶，每一种酶都控制着一种特定的化学反应。消化酶在细胞外的消化系统器官内工作，它们能参与一种叫作"水解"的化学反应。消化酶在口腔、胃、小肠和胰腺中都有生成。蛋白酶就是消化酶的一种，它可以把蛋白质分解成氨基酸。

个叫作"消化管"的长管道。消化管中有一种叫作"酶"的化学物质，它能让食物发生进一步分解。没有被消化的食物残渣最终通过一个叫作"肛门"的开口离开身体。

口腔

消化的过程其实在你吃食物之前就已经开始了。食物的样子与气味会刺激口腔分泌一种叫作"唾液"的黏稠液体，这种液体可以使食物变得湿润和易于咀嚼、吞咽。唾液中含有淀粉酶，它可以分解食物中的碳水化合物。颚部有力的肌肉和牙齿一起将食物切碎再研磨，直到食物变得柔软湿润、适宜吞咽。舌头上的味蕾可以感知食物的5种主要味道：咸、苦、甜、酸和鲜。当温热的食物散发的气味进入鼻腔时，这些气味也成为食物风味的一部分。当吞咽食物时，食物便通过食管进入胃里。不过，食物并不是简单地掉进胃里的，它是被肌肉蠕动波（肌肉的挤压与收缩）推着"一路前行"的。

胃

胃可以被看作一个有弹性的肌肉袋，在被填满后就会膨胀起来。食物在胃里能够停留长达4小时，在此期间，食物随胃壁肌肉的收缩蠕动。胃会分泌一种叫作"胃液"的消化液。它含有的胃蛋白酶可以分解食物中的蛋白质。胃产生的分泌物还包括盐酸，它能杀死细菌，并通过与蛋白质发生化学反

人体消化系统

这张图展示了人体消化系统的主要组成部分。小肠吸收食物并进一步分解食物。大肠的主要作用是从食物残渣中吸收水分。如果胃和肠没有得到很好的保护，那么它们的内壁就可能被自己消化掉。因此，消化管中的腺体会产生一种叫作"黏液"的黏稠液体来保护它们，黏液同时也有利于食物沿着消化管蠕动。

食物在口腔中经过咀嚼和吞咽，继而进入食管。

肝脏生产并储存消化过程所需的物质。

食管

胆囊分泌能消化脂肪的化学物质（胆汁）。

胰腺可以生产酶。

食物在胃中进行消化。

十二指肠
空肠 — 小肠
回肠

结肠
盲肠 — 大肠
直肠

阑尾是退化的器官。

废物残渣通过肛门离开身体。

应来协助胃蛋白酶工作。胃会把食物变成乳糜状液体，然后通过收缩运动将液体从胃底部的幽门括约肌的开放口喷射入小肠的第一部分，即十二指肠。括约肌是一个可以开合的肌肉环。

小肠

食物的消化过程大部分在小肠内完成。在十二指肠中，来自胃部的食物会与两种消化液混合——肝脏产生的胆汁和胰腺产生的胰液。胆汁通常储存在一个叫作"胆囊"的小囊中，它能将较大的脂肪液滴分解成微小的液滴。该过程被称为"乳化"。胰液含有多种酶，可以消化蛋白质、碳水化合物和脂肪。这些酶在小肠内持续工作着。

当食物在小肠中行进时，大部分食物被消化成了小分子。这些小分子继而穿过肠壁，进入血液，被带到全身的细胞中。小肠的内壁有许多皱襞，叫作"绒毛"。它们被一些名为"微绒毛"的更小突起所覆盖。每根绒毛内部都有很薄的血管网（毛细血管），它们在食物的消化过程中吸收小分子。

大肠

未被消化的食物残渣会进入大肠，大肠吸收它们的水分，并留下半固态物质。肠道内的无害细菌以这些废物为食。它们会分解一些纤维素，产生我们身体可吸收的糖和维生素。无害细菌还会产生氢气、甲烷和二氧化碳。排泄物能在大肠中停留长达两天。它们聚集在消化管的直肠部分，形成所谓的粪便。粪便通过直肠的括约肌排出体外。

肝脏

血液将消化后的食物营养从肠道输送到肝脏。肝脏就像一个化工厂，执行着数百项任务，使血液中的糖、氨基酸和其他化学物质的浓度保持在适宜的水平上。多余的食物和铁则会被转移并储存在肝脏中，以备需要时使用。在身体内含有的糖类中，较常见的一种是葡萄糖。葡萄糖能转化成一种叫作"糖原"的碳水化合物并被储存起来，当身体需要糖的时候，糖原可以迅速分解并释放出葡萄糖。肝脏还能破坏与食物一同进入体内的毒素，如酒精。此外，肝脏可以合成维生素A，分解破损的血细胞，还能产生胆汁。

牙

大多数成年人有32颗牙齿，可分为4种不同的类型：前面的门牙用于切割，犬牙用于穿刺，后面的前磨牙和臼齿主要用于切割和研磨。牙齿外部可见的白色部分叫作"牙冠"。它的表面覆盖着一层叫作"牙釉质"的物质，这是人体中最坚硬的物质。牙釉质内部是一层牙质，再往里是髓腔，里面有血管和神经。每颗牙齿都是由牙根固定在颌骨上的。

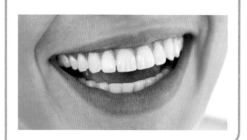

人类的肝脏

肝脏会产生一种苦味的、暗绿色或黄色的物质，这种物质就是胆汁。胆汁可以分解脂肪。胆囊用来储存胆汁，并在我们进食时将其释放到消化系统中。

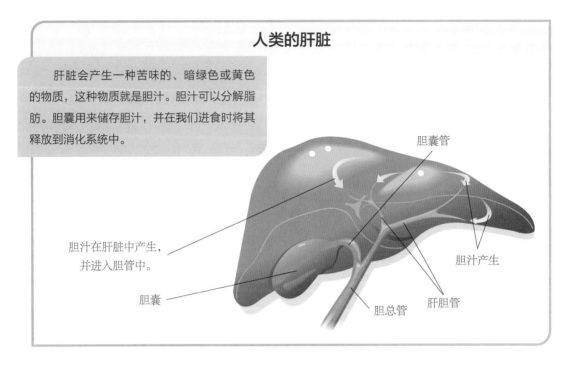

胆囊管

胆汁在肝脏中产生，并进入胆管中。

胆汁产生

胆囊

胆总管   肝胆管

肾脏

肾脏是位于腰部的一对器官，形状像大豆。它们是排泄的主要器官，通过不断地过滤血液来排出水和废物。每个肾脏包含大约100万个单独的管道样组织，这些组织被称为"肾单位"。

血液通过被称为"肾小球"的小血管结进入每个肾单位。肾小球的工作模式就像一个筛子，使水和其他小分子（包括盐分、糖分和尿素等废物）离开血液，进入一个环状的长管道——肾小管。

肾小管周围有丰富的小血管。当过滤后的血液通过肾小管时，其中的糖分、盐分和水分都被再次带回血液中。废物分子被留在或分泌进肾单位里。从血液进入肾单位的液体，超过99%被再次带回体内，只有一小部分通过收集管从肾单位排出。这些液体离开肾脏后，通过一个叫作"输尿管"的管道进入膀胱，并被暂时储存起来。这种液体被称为"尿液"。当膀胱充满尿液时，它会向脑发送信号，使人产生尿意。

科学词汇

胆汁： 由肝脏分泌的暗绿色或黄色液体，有助于脂肪的乳化和吸收。

碳水化合物： 多糖或淀粉分子等，是重要的能量来源。

消化： 食物在胃和肠道中被酶分解成易于吸收的小分子的过程。

酶： 一种能够加速或减缓生物体内化学反应的蛋白质。

肾单位： 肾脏排泄功能的单位。

胃蛋白酶： 在胃中把蛋白质分解成多肽的一种酶。

蠕动波： 通过肌肉收缩形成的"波浪"。消化系统壁的收缩波动，能推动食物前进。

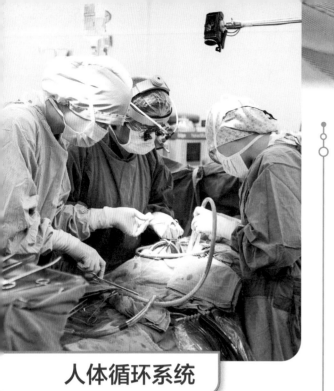

人体循环系统

循环系统包括血液及其流经的管道，以及向全身泵血的心脏。

血管就像一根有着很多分枝的藤蔓。最粗大的血管位于心脏周围，负责血液在心脏的流入和流出；随着血管分支向身体远端延伸，它也变得越来越细小。循环系统在氧气、营养物质和废物于全身的运送方面扮演着关键角色。这一系统参与协调身体其他系统的运行，同时血液也是免疫（防御）系统的一部分，血液中的白细胞是抵御微生物感染的卫士。

心脏

心脏是循环系统中的发动机，它为身体的各个部位供应血液。心脏可以被理解为一个位于胸腔中心的泵。它有4个中空的腔：上面两个是心房，下面两个是心室。心脏的结构和功能非常独特，它的许多工作机制至今仍不明确。

构成心脏的大部分组织被称为"心肌"。

在心脏移植手术中，外科医生将病人与心脏搭桥机连接起来。心脏搭桥机向血液中输送氧气，并在连接新心脏的过程中将血液泵到全身各处。

与肠道这类由平滑肌围绕的空腔器官的肌肉类似，心肌可以自主地挤压、收缩，它会自动地持续工作而不需要谁的指令。然而，就像附着在骨上的肌肉——骨骼肌一样，心肌也是有纹理的（由长纤维构成）。心肌的结构介于平滑肌和骨骼肌之间。心肌细胞之间也有独特的连接，所有的心肌细胞可以协调收缩。

成年人的心脏平均每分钟跳动72次。心脏的每一次跳动都能将大约80毫升的血液泵入主动脉，心脏每分钟泵出的血液量通常可达7升。在进行跑步等剧烈运动时，成年人平均每分钟泵出的血液量可达27升。

心脏的控制

心脏最令人惊奇的特性是它可以自己控制自己的一些行为，不受外部的控制，甚

心脏病

心脏病是世界上富裕地区人们的主要死因之一。心脏病的主要诱因是动脉粥样硬化。动脉粥样硬化是指动脉中堆积着富含胆固醇的脂肪沉积物。目前已知的食物中，最容易导致动脉粥样硬化的是肥肉。有的医生建议政府对肉类征税，以减少人们对肉类的食用。与对烟草征税一样，这项税收可能会改善数百万人的健康，鼓励他们吃更健康的食物。但是，政府的决定是否能阻止人们吃自己喜欢的食物呢？

中分支出来后，变得越来越细，最终形成微小的管网，将血液输送到身体的每一个细胞中。这些最小的血管被称为"毛细血管"，它们的血管壁只有一个细胞的厚度。我们通常将位于某个组织中的一团毛细血管称为"毛细血管床"。

血液中的氧气从毛细血管进入细胞。与之相对的，细胞将废弃的二氧化碳释放到毛细血管中。这个过程就是气体交换，它发生在毛细血管床中。接收二氧化碳的毛细血管将缺氧的血液输送回心脏，这就是人体静脉系统的起点。静脉也像动脉一样，越靠近心脏，就越粗大。腔静脉是人体最粗大的静脉。静脉里分布着单一方向的瓣膜，保障血液持续流向心脏而不会反流，这就是血液不会聚集在双脚上的原因。

毛细血管连接处附近的动脉平滑肌可以通过扩张或收缩来调节全身各部位的血液流动。在进食以后，引导血液通往胃和肠的毛细血管床的小动脉会扩张，让更多的血液流向消化管。在消化过程中，手臂和腿部的小动脉会收缩，以限制这些部位的血液流动。

不良饮食是心脏病的主要诱因之一。为了保证健康，人们应该进食有益健康的食物，避免摄入过多的脂肪。

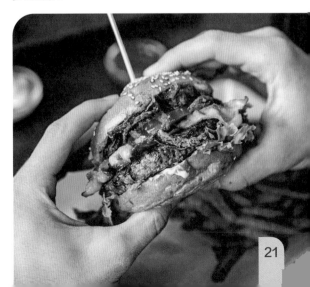

心脏移植

有的心脏病患者可以通过移植健康的心脏来重获新生。然而，没有足够多的人类心脏可供患者使用，这使得外科医生开始尝试将猪或狒狒的心脏植入人体。许多人对这样的操作感到担忧：动物身上的病毒或其他疾病传染给人类怎么办？有些人认为，将器官从一个物种移植到另一个物种身上，会引发"人类究竟意味着什么"的问题，即如果一个人的某个重要器官并不属于人类，那么其本人还能被看作人类吗？还有些人认为，为了获取器官而饲养动物是错误的。然而，也有人说，这样的尝试或许能够拯救更多生命。

至不受脑的控制。心脏各个部位的搏动是由微小的电流或脉冲控制的。这些脉冲来自心脏内被称为"结"的区域。

窦房结位于上腔静脉入口与右心耳之间的心外膜下方。从它发出的脉冲调节着心脏搏动的过程，因此也被称为"心脏起搏器"。另一个结点叫"房室结"，它能减缓窦房结的冲动，使心房在心室开始收缩之前完成收缩。这些脉冲通过被称为"浦肯野纤维"的心肌束，迅速地传达到心室的心脏细胞。

血液循环

血管负责将血液输送到身体内所有的细胞中。主动脉及其他一些直接与心脏连接的血管是人体内最粗大的血管。血管可以分为大动脉、小动脉。大动脉分布在身体的各个部位。小动脉的血管则更小，它们从动脉

心脏血流通路

血液几乎是同时从各大血管进入心房的。它们分别来自腔静脉和肺静脉，前者从体内携带着乏氧的血液，后者从肺部携带着富氧的血液，回到心脏。乏氧的血液进入右心房；富氧的血液从肺部进入左心房。

心房收缩，将血液泵入心室。当血液进入心房时，心室是空的。心室厚厚的肌壁松弛扩张，增大了心室的容量，并由此将静脉血液经心房抽出，泵入心室。接着两个心室有力地收缩。右心室将血液泵入肺动脉，由肺动脉将血液输送到肺部以获取氧气。与此同时，左心室将富氧的血液泵入主动脉，再由主动脉将血液输送到脑和全身其他部位。

心室与心房之间的瓣膜可以保持血液向着正确的方向流动。连接心脏的静脉还有静脉瓣，它的作用类似于"单向阀"，使血液只能流向心脏。

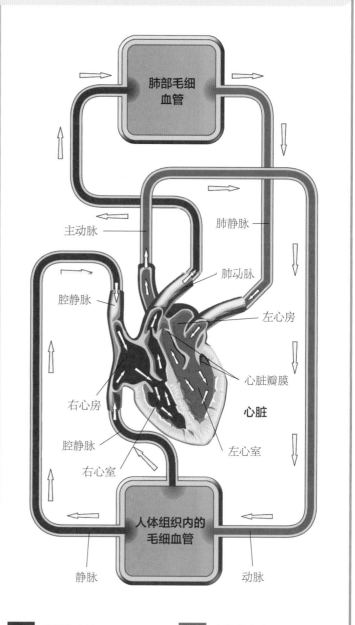

乏氧的血液　　　富氧的血液

科学词汇

主动脉：直接从心脏发出的一支大动脉。

心房：心脏内的一对腔体，在血液被泵入心室之前负责接收血液。

毛细血管：细小的薄壁血管，氧气和营养物质通过它进入细胞中，同时也由它将细胞释放出的废物运输离开。

血红蛋白：在红细胞中的一种色素蛋白，可以与氧气和二氧化碳结合，将这些气体带到全身各处。

血小板：在血液中协助血液凝固的小圆盘样细胞。

血液

　　血液将氧气和营养物质输送到身体所有的细胞中，并运走细胞中的废物。血细胞有很多种类，不同种类的血细胞有着不同的功能。携带着各种血细胞的透明液体被称为"血浆"。一个成年人的体内，大约有5升血液。血细胞在骨髓组织中源源不断地生成。在血液中，红细胞占45%；一个成年

献血

　　遭遇车祸失血、手术出血及患有血友病（一种凝血障碍疾病）等特定疾病的人通常需要接受由他人捐献的血液。每年全世界大约有1.17亿人献血。首先，献血者要接受血液检测以确保其身体健康。然后，从献血者手臂的大静脉中抽取（200~400毫升）血液。一般情况下，捐献出的全血会被分离成成分血，如血浆和血小板等。这样不同的病人就可以只接受他们需要的那部分血液成分。

试一试

摸摸你的脉搏

　　如果想要知道自己的心跳有多快，可以请一个朋友把两个手指放在你手腕的动脉上摸一下脉搏，位置接近于你的手腕内侧。用秒表计时15秒，计算感受到的动脉搏动次数。你可以在休息的时候，测量一次15秒的脉搏数；再奔跑两分钟后，立即测量15秒脉搏数。将每个数值乘以4，就能得出你的每分钟脉搏数。看一看跑步后你的心跳比休息时快了多少？

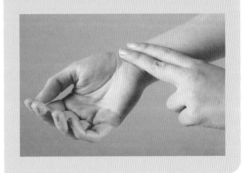

人的血液中大约有25万亿个圆盘状的红细胞。红细胞中含有一种叫作"血红蛋白"的物质，可以携带氧气，通过血液流动将其输送到全身各处。

　　白细胞也是由骨髓生成的，它是免疫系统的组成部分。白细胞包括T细胞、B细胞、巨噬细胞、自然杀伤细胞和中性粒细胞。血小板是血液中含有的一种细胞碎片，它们聚集在一起形成纤维网。纤维网能够捕获更多的血细胞，形成血凝块，既可以将伤口密封起来，又能阻止有害细菌的侵入。

人体呼吸系统

呼吸指气体在身体中及外环境间的运动，生物学家将其称为"气体交换"。执行气体交换过程的器官就构成了呼吸系统。

为什么人不能随心所欲地憋气，想憋多久就憋多久呢？因为人身体里的每个细胞都需要氧气，才能正常工作。呼吸就是一个进行气体输送及交换的过程。它同时还会带走二氧化碳——细胞活动产生的废物。呼吸运动意义重大，它由身体的自主神经系统控制。这个系统不受人的主观意识控制，能够自动地调节身体的各项功能。

扩散作用

假设一个罐子里的液体被一层薄膜分隔成两半，这个薄膜起到类似于某种壁的阻隔作用，但它能够允许非常小的颗粒通过。

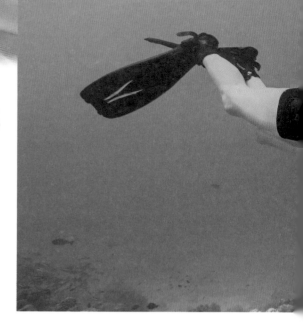

人不能在水下自主呼吸。潜水员必须利用一个装有氧气和其他气体的容器来呼吸。

接下来，我们向罐子里隔开的某一侧液体中放入大量盐，而另一侧只放少量盐。经过一段时间后，薄膜两侧的盐浓度会趋于平衡。这是因为小分子会从浓度高的地方移动到浓度低的地方，这种现象叫作"扩散作用"。

氧气是分解葡萄糖的"燃料"，为细胞提供能量。当细胞耗尽了它所含的氧气时，细胞内的氧气浓度就会低于细胞外的浓度，此时细胞外的氧气便会通过细胞膜扩散进入细胞内。同样的，当废弃的二氧化碳在细胞内积聚时，细胞内二氧化碳的浓度就会高于细胞外二氧化碳的浓度，二氧化碳就可以通过细胞膜扩散到细胞外。

扩散作用是气体交换的关键。像人类这样的多细胞大型动物，其呼吸系统可以完成氧气和二氧化碳在血液中的扩散过程。氧气与二氧化碳进入体内后，血液就是它们与身体的各个细胞交流的载体与媒介。肺是我们的呼吸器官，位于胸腔中。血液流经肺部，在这里完成气体在细胞间的运输交换。

渗透膜和扩散

假设有两种分子，分别是O分子和C分子，它们被渗透膜隔开在两侧。左侧的O分子浓度较大，此时它就会向着O分子较少的右侧扩散。右侧的C分子浓度较大，它们就会向左侧C分子更少的地方扩散。随着时间的推移，扩散作用可以使渗透膜两侧O分子和C分子的浓度趋于一致。

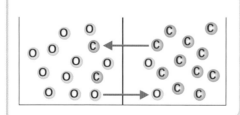

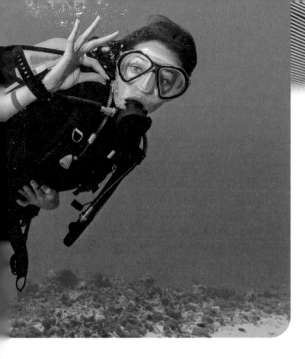

空气从鼻子或口腔进入身体后，会通过一根叫作"气管"的长管。气管继而分出管状的分支，叫作"支气管"。支气管进入肺部，在肺部分成更小的管道，被称为"细支气管"。气体的交换过程发生在肺细胞中。肺内有大量的气泡簇，它们被称为"肺泡"。肺泡在细支气管的末端，像葡萄一样串在一起。每束肺泡被称为"肺泡囊"。由于每个肺泡囊都包含了许多肺泡，因此其内部可用于气体交换的表面积是非常庞大的。人体的左右两肺中约含有6亿个肺泡，其表面积约达68平方米，足以覆盖半个网球场。

气体交换

人们吸入环境中富含氧气的空气，并将体内富含二氧化碳的气体呼出到环境中。在肺泡内，氧气与二氧化碳持续不断地进行着交换。肺泡壁只有一个细胞的厚度，这有利于气体迅速扩散。它们还具有弹性，可以让气体轻松地进出气囊。肺泡含有毛细血管网络，这些毛细血管网络完成了血液在肺部的运输。气体交换发生在毛细血管中的血液和肺泡中。氧气分子穿过湿润的肺泡内表面后，扩散开来。

试一试

观察扩散作用

向一个透明的容器中倒入冷水，用滴管慢慢地向水中滴几滴食用色素，然后你就能观察到这几滴有色液体的扩散作用。也可以试着加入不同颜色的液滴，分别在5分钟和10分钟后观察水的颜色变化。你会看到，随着食用色素的液滴在水中不断地扩散，各种颜色逐渐混合起来，最终水会变成单一的纯色。

在装满水的容器中加入几滴食用色素，观察扩散作用。

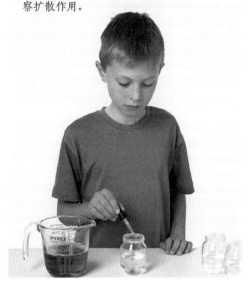

血液流动

当血液从心脏流入肺部时，它已经完成了全身的流动循环，收集了身体排放的废物。在这样的血液里，二氧化碳浓度很高，而肺泡中的二氧化碳浓度很低。因此二氧化碳就会从血液向肺泡中扩散。这些二氧化碳经过肺泡排出体外的路径与空气进入人体的路径是相同的。它们最终通过鼻子和嘴被呼出人体。

在肺泡处释放出的携带二氧化碳的血

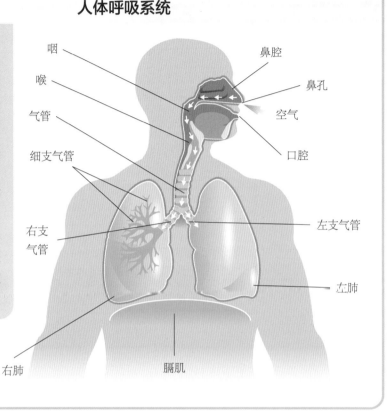

人体呼吸系统

当你将空气吸入鼻腔或口中时，呼吸运动就开始了。空气通过一根叫作"气管"的管子进入肺部，气管分出右支气管和左支气管两个分支。左、右支气管继续分出更小的气管，被称为"细支气管"，并继续向肺部延伸展开。细支气管的末端是被称为"肺泡"的小泡，外界的氧气经由这里进入血液，而二氧化碳也在这里被从血液排出到气管中。

这张插图展示了人体呼吸系统的主要组成部分。进入肺部的空气运动用白色箭头标示。

咽
喉
气管
细支气管
右支气管
右肺

鼻腔
鼻孔
空气
口腔
左支气管
左肺
膈肌

液是缺乏氧气的，这些血液流经"包绕"着肺泡的毛细血管时，与肺泡中的氧气交换。当氧气扩散进入肺泡毛细血管的血液中时，它就会与红细胞中一种叫作"血红蛋白"的分子结合起来。这些富含氧气的血液从肺部流回心脏，再由心脏泵至身体各部位。

当富含氧气的血液到达全身每一处的细胞时，它所含的氧气浓度比细胞内部的高。氧气分子便穿过毛细血管膜，从血液里扩散到细胞中。与此同时，细胞中浓度相对高的二氧化碳扩散进了血液里。当这些血液又一次进入肺部时，它含有的二氧化碳通过肺泡扩散，被呼出人体。细胞的呼吸与身体产生能量的过程有关，细胞工作需要氧气；这一过程可以被理解为燃料（如葡萄糖）和氧气之间发生的一系列化学反应。

什么是血红蛋白

血红蛋白是红细胞中的一种化学物质，它能与氧气结合，并以结合氧的形式将氧气输送至身体的各个细胞。血红蛋白对氧气有着"化学亲和力"，血红蛋白结合氧气的能力比其他分子（如水分子）强很多倍。因此，有了血红蛋白的协助，血液携带氧气的能力足足增长了70倍。血红蛋白对氧气的有效运输对生命是至关重要的。

观察肺部

人类的肺部是一对很大的锥形器官，其底部比顶部更宽一些。它们被两层叫作

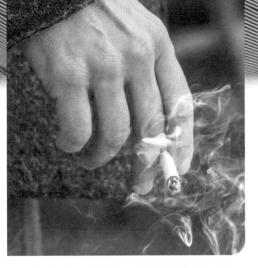

吸烟会对肺部造成损害，诱发包括肺癌在内的一系列致命疾病。如果能有效限制人们吸烟，公共卫生就能得到极大的改善。

"胸膜"的浆膜包裹着。内胸膜附着于肺的海绵组织上，而外胸膜是一层更为坚固的保护膜。肺部周围的胸腔进一步保护着它。

人类是怎么呼吸的

膈肌位于胸腔底部，它是一块坚韧且富有弹性的肌肉，参与呼吸。膈肌分隔了胸部和腹部。膈肌放松呈穹顶状，向上弯曲，停留在胸部；当人吸气时，膈肌收缩，逐渐变平并向下方的腹部移动，以增加胸腔的体积，由此胸腔扩张，空气就会被吸入肺部。与此同时，分布在肋骨之间的肌肉也会发生收缩，使胸腔上升并向外扩张，进一步增大肺部的容积，促使空气从外界进入肺部。当人呼气时，膈肌和肋骨肌肉一齐放松，肋骨向后下方和向内移动。这个过程使得肺部的容积减少，空气被推挤出身体。此后，膈肌恢复至穹顶状，为下一次呼吸做好准备。

香烟与呼吸

吸食香烟和其他烟草制品损害肺部健康，可引发致命疾病。禁烟的相关规定正逐渐推行开来。许多国家现在禁止在酒吧、餐馆和体育馆等公共场所吸烟。吸烟者呼出的二手烟也会对周围人的健康造成危害，这被称为"被动吸烟"。大多数吸烟者声称他们有权吸烟，尤其是有权在户外吸烟——在户外，烟雾更易于在空气中扩散稀释。

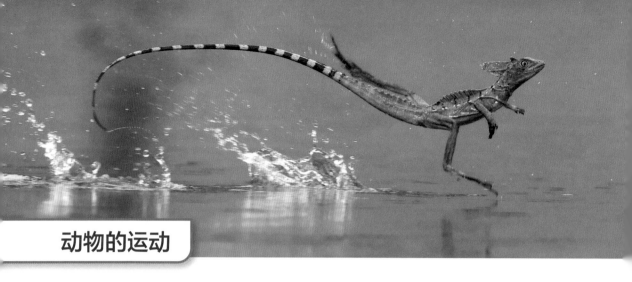

动物的运动

大多数动物在生命的每个阶段都需要运动。动物的运动可能只是为了寻找食物，也可能是为了寻找配偶或者逃避竞争对手及猎食者。

动物的运动模式是由其骨骼肌的特性决定的。这些肌肉的纤维束发生收缩，就可以将能量转化为动能。举个例子，当你举起手臂的时候，你的肱二头肌就会收缩起来。如果肌肉没有固定点，它就无法发挥作用。人的大部分肌肉是固着在骨骼上的；也有一些肌肉，如舌头上的肌肉，则固定在另一些肌肉上。昆虫的肌肉往往附着在它们坚硬的

图中是一只绿色的蜥蜴。这类蜥蜴属于爬行动物，它们可以在池塘或河流的水面上奔跑，以躲避猎食者。这样的技能依靠的是它们有力而快速的踏步——它们需要在每秒钟内踏出20步，才能确保自己浮在水面上！

外壳，也就是外骨骼上。

流体静力骨骼

许多动物用肌肉支撑着它们的流体静力骨骼。这些动物的身体内部是充满液体的腔体。腔体内的液体产生了压力，对其周围的肌肉有固定和支撑作用。例如，蚯蚓就拥有流体静力骨骼，它们的身体分成若干节，这样的结构有助于它们在泥土中蠕动穿行。

还有一些具有流体静力骨骼的动物还可以呈现出环状，并以这样的形态完成运动。水蛭只有一个体腔，它们将身体两端的吸盘前后轮流交替吸附在地面上，将身体拱得像一个圆环，不断地向前蠕动。

用鳍游动

鱼类用鳍游动。当鱼缓慢游动时，它们的动力来源于身体中的红色小肌肉。而当鱼快速游动的时候，它们借助的是体内强有力的白色肌肉群。通过肌肉收缩，鱼还可以使自己的身体左右摆动，从而产生动力。像鳗鱼这样形态修长的鱼，可以利用身体的

喷射推进

有的动物利用它们的流体静力骨骼构造来游动。这些动物通过喷射的方式为运动提供动力——它们向某个方向喷射出水，借助喷水产生的反作用力，推动它们向前游动。水母和鱿鱼就是通过喷射前进的。蜻蜓的蛹会把水吸进它们的尾部，再把水喷射出来，以此实现在水中的快速移动。扇贝游动利用的是其外壳连接处两侧的一对喷嘴。喷射推进对快速游动过程中的短期冲刺很有帮助，不过在低速运动时，喷射推进就不大有用了。例如，乌贼通常会通过拍打身体两侧的鳍来完成运动。

恐龙可以跑多快

　　恐龙在数百万年前就已经灭绝了，要想计算出它们能跑多快似乎是一项无法完成的任务。英国生物学家罗伯特·麦克尼尔·亚历山大（Robert McNeill Alexander，1934-2016年）成功地完成了这项任务。

　　亚历山大利用现代动物脚印前后的距离与腿的长度，找到了推算动物运动速度的方法。他提出的方程式表明，像腕龙这样的长颈恐龙能以每小时12千米的速度行走，而雷克斯暴龙这样的大型肉食恐龙的奔跑速度可以达到每小时20千米。

左右扭曲来产生像波浪一样的涟漪，以此实现游动。金鱼则依靠尾巴完成身体的左右摆动。鲸和海豚也用它们的尾巴来推动自己前进，不过这些哺乳动物的尾巴是向上下方向摆动拍打的。

　　还有一些鱼主要生活在珊瑚礁或海藻床上，它们和海龟一样，用前鳍当桨在水中划动前行。

用足爬行

　　爬行动物，如蛞蝓，需要利用黏液来运动。蛞蝓用它们肌肉发达的足来爬行，在行走时腺体会分泌出黏液。蛞蝓前进时，它们的肌肉像波浪一样，一波又一波地运动着。不过，蛞蝓不会在运动时抬起它的"脚"，因为那上面的黏液实在太黏了。当蛞蝓的足推动其身体前行时，这些黏液就像一种固体，是足爬行的支点。但是，当受到足够大的推力时，黏液又具有像液体一样的流动性，这就使得蛞蝓的足能够在黏液中向前滑动。在受到的推力较弱时，黏液又变回固体一般的状态。在蛞蝓的前进过程中，黏液的质地也在反复更替着。

走与跑

　　各种各样的动物可以在陆地上行走或奔跑。冷血动物，如一些两栖动物和爬行动物，有巨大的运动爆发力。鳄鱼能从水中一跃而起，去捕捉正在饮水的羚羊；青蛙可以爆发性地跃起以躲避猎食者。然而，这些动物无法长时间地维持它们的爆发性运动。动物界的长跑冠军其实是温血哺乳动物。你可能认为像猫、马、老鼠和狗这样的哺乳动物会有不同的运动方式，但其实它们运动时的动作非常相似。哺乳动物的腿部移动方式就是所谓的"步态"。

　　动物运动的速度不同，其步态也会发生变化。马可以走得很慢，继而加速成小跑，最后变成飞奔。老鼠也能完成同样的运动过程，不过相比于马，它们的整体速度要

乌贼可以在喷射的助力下运动，它利用体内一个叫作"虹吸管"的孔将水喷射出来。这个技能使得乌贼能在水中快速游动。

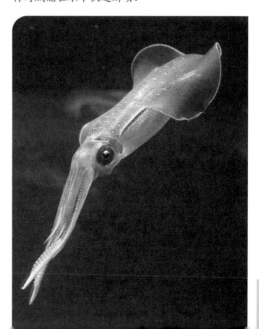

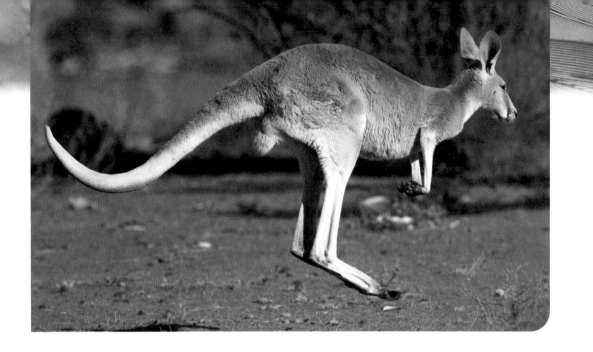

慢很多。当人们的前进速度达到每小时 8 千米时，步态就会从步行转变为跑步。鸟类在从慢速飞行转为快速飞行的过程中也会改变步态。

节省能量

在运动过程中，节省能量是非常重要的。动物体内的许多构造具有回弹功能。这

袋鼠腿上的弹性肌腱能够帮助其在跳跃时节省能量。有的袋鼠在短距离内的运动速度可以达到每小时 72 千米。

些构造能在运动的过程中积蓄能量，再释放能量，以减少动物消耗的总能量。例如，袋鼠腿上的弹性肌腱，在受到拉伸后会像橡皮筋一样弹回来，使袋鼠跳跃时节省 40% 的能量。

还有一种更高效的弹性材料是节肢弹性蛋白，通常见于飞虫的体内。昆虫用肌肉将它们身体中部的外骨骼（外表面）向下拉，这样昆虫的翅膀就会向上移动。位于它们外骨骼中的节肢弹性蛋白可以助力翅膀被再次拉回下方，而这一过程并不需要昆虫通过运动肌肉来完成，因此避免了更多的能量消耗。

通过滑翔来运动

假设一种动物生活在树上，需要在森林里觅食，那么在树间滑翔的技能对它们来说意义非凡。在不同的动物群体中，有些动物多次进化了滑翔这一技能。会滑翔的动物有蜥蜴、某些哺乳动物、青蛙，甚至还有部分鱼和乌贼，某些类别的恐龙也拥有滑翔能

空中滑翔

对于需要滑翔或飞行的动物来说，翅膀的形状至关重要。由翅膀构成的形态被称为"翼型"。在翅膀顶部表面穿过的空气的速度会比从翅膀底部穿过的空气的速度快。这就在翅膀的上下两侧产生了不同的空气压力，压力差会将翅膀吸向上方，也就是产生了有托举作用的升力。重力会把动物向下拉，升力的作用方向则与动物的重力方向相反。然而，升力无法克服另一种方向的力，即阻力。阻力是由运动过程中空气的阻碍作用产生的。阻力限制了动物在滑翔中的前行距离，为了能在空中停留时前进更长的距离，动物必须借助扇动翅膀来获得动力。

力。如果要完成滑翔，动物的身体上就需要有一个能够展开的表面来充当翅膀。

动力飞行

与滑翔不同，动力飞行（或扑翼飞行）只经历了几次进化，相关的动物有鸟类、昆虫、蝙蝠和灭绝的爬行动物（翼龙）。鸟类等动物扇动翅膀可以帮助它们克服阻力，因此它们可以飞得比滑翔机还要远。

虽然飞行会比其他运动方式（除了挖洞）消耗更多的能量，但飞行动物与地面动物相比，依然拥有很多优势。它们可以借助飞行来捕捉食物，躲避猎食者，或进行长途迁徙。动物飞行的类型取决于它们翅膀的形状。蜻蜓和鹰的翅膀相对较长，可以比较灵活地飞行。翅膀较短的动物，相对适合更快的飞行，而信天翁和秃鹫的翅膀又大又长，

可以使它们在上升的气流中滑行，也可以使它们飞行数千米的距离，却不至于浪费能量在扇动翅膀上。

科学词汇

翼型：能产生使动物滑翔或飞行的升力的翅膀形态。

阻力：阻碍物体在水或空气中运动的力。

外骨骼：动物坚硬的外部表皮。

步态：动物运动的方式。

流体静力骨骼：一种充满液体的结构，为许多无脊椎动物的肌肉提供支撑作用。

升力：由穿过翅膀的气流产生的向上的力。

节肢弹性蛋白：存在于昆虫皮肤中，具有弹性的化学物质。

旋涡：气体、液体等旋转时形成的螺旋形。

空气的运动

为什么像鸟和蝴蝶这类动物需要扇动翅膀呢？因为扇动翅膀能够产生一种推动力量，可以与升力结合起来，克服重力和阻力的影响。小鸟每扇动一次翅膀，就会产生空气旋涡。这一个个空气旋涡会卷成像甜甜圈一样的环形，跟在飞禽身后，不过，我们的肉眼是看不见的。这些旋涡也会出现在拍打翅膀的蝙蝠和昆虫身后。像海鸥和鹰这类有尖翅膀的大型鸟类扇动翅膀时，也能形成不同类型的旋涡，像是旋转的空气，沿着翅膀的尖端方向延伸。

每当金刚鹦鹉的翅膀向下拍打时，它们身后的空气就会形成旋涡。

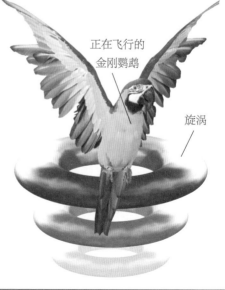

正在飞行的金刚鹦鹉

旋涡

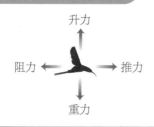

鸟从左向右飞行时，作用于它们身体的力及其方向。

升力

阻力 ← → 推力

重力

人体骨骼与肌肉

骨构成了我们人体的框架，被称为"人体骨骼"。肌肉组织呈纤维束状附着在骨上。人类运动需要骨和肌肉的共同作用。

骨的主要作用是为身体提供支撑，为附着在它上面的肌肉提供固定并协助其运动，保护重要的内部器官，持续生产血液细胞以满足人体血液供应。

人体骨骼

人体骨骼有两类主要组成部分。一类是中轴骨，包括颅骨、脊柱和胸腔骨骼。另一类为附股骨骼，包括四肢、臀部和肩部的骨。

附肢骨骼决定动物的运动模式，例如，它是用两条腿还是四条腿走路的，是跑步、游动还是飞翔。骨通过关节与其他骨相联。关节的结构有多种类别，不同的关节可以使骨向不同的方向移动。颅骨中的大部分关节是完全不能活动的。你也许可以用肌

骨质疏松症

随着年龄的增长，大约有 1/2 的女性和 1/8 的男性会经历骨质流失，这会对他们的生活产生显著的影响。这种病症被称为"骨质疏松症"。缺乏锻炼、缺乏钙质的饮食或绝经期（月经停止期）中后期发生的激素变化都可能使病情恶化。一些医生认为，如果儿童和年轻人能够坚持有规律的锻炼，吃富含钙质的食物或服用钙补充剂，那么骨质疏松症是可以预防的。我们日常的钙来源有奶酪、坚果及一些含钙量高的蔬菜，如花椰菜和大豆。

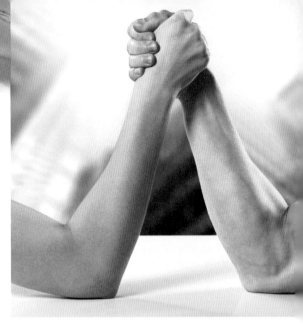

掰手腕比赛选手正在试图战胜对方。他们手臂的肌肉与骨体现出谁更强壮。

肉让耳朵摆动起来，但你并不能弯曲自己的头骨。

骨

人体骨骼是由被称为"骨"的坚硬组织构成的。骨的大小和形状各不相同，但结构大体上是相似的。骨主要由无机物（如钙和磷）、有机物（如胶原蛋白等）组成。

大多数骨的结构有好几层。最外层的是骨膜，它能形成新生骨，也是骨的保护层。骨膜中有血管和神经末梢。

骨膜内是坚硬如岩石的白色骨密质，它支撑着身体的重量。骨密质包含了网状的小室，每个小室中都有一个骨细胞。

再往里是一层骨松质，它像蜂窝一样有很多空隙。柔软的果冻状骨髓就在这些空隙中，并充满了部分骨的中部。骨髓有两种类型，红骨髓能产生血细胞，黄骨髓可以储存脂肪。

骨持续处于破坏和重建的过程。有 3 种骨细胞参与了这个过程。破骨细胞负责分解、溶解衰老和受损的骨组织；成骨细胞产生新的骨组织；骨细胞在新生骨中维持适量

人体骨骼

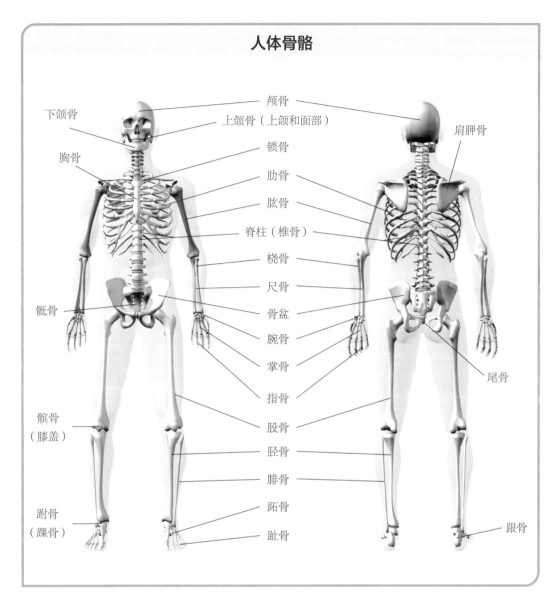

颅骨
上颌骨（上颌和面部）
下颌骨
锁骨
胸骨
肋骨
肱骨
脊柱（椎骨）
桡骨
尺骨
骨盆
腕骨
掌骨
指骨
股骨
胫骨
腓骨
跖骨
趾骨
肩胛骨
尾骨
骶骨
髌骨（膝盖）
跗骨（踝骨）
跟骨

的钙和磷。腿和手臂的骨的成长或伸长是从生长板开始的，其位置位于骨的末端。生长板上有一种白色的、有弹性的组织，被称为"软骨"。软骨周围会首先产生一些结缔组织，并最终转化为致密的骨结构。在骨中，血管的分布从骨髓一路延伸至发育中的骨。骨的成长过程贯穿人类整个儿童期。当人体达到既定的身高时，骨完全成型，就会停止生长。虽然成人的骨不会再生长，但其结构可以通过运动来得到强化。大多数骨在关节处进行接合，以在特定的范围内，向着一种或多种方向移动。关节有3种类型：固定关节、部分活动关节和滑膜关节。固定关节由融合的骨组成，如头骨。部分活动关节，如椎体之间的关节，通常在相邻骨之间有软骨，且只能在有限的方向上活动。滑膜关节（如肩关节）的肢体活动范围更广。

肱骨

下面这张图展示了肱骨（上臂骨骼）的横截面。

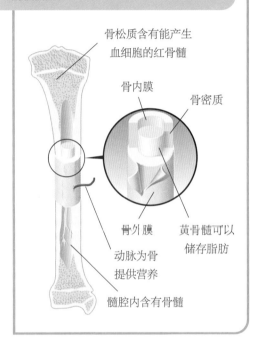

骨松质含有能产生血细胞的红骨髓

骨内膜

骨密质

骨外膜

黄骨髓可以储存脂肪

动脉为骨提供营养

髓腔内含有骨髓

软骨与滑液

在我们进行运动时，关节可以减少骨与骨之间的相互摩擦。在两根骨的连接处，有非常光滑的软骨层。滑膜关节还能产生一种有润滑功能的滑液，以润滑关节的各个部分。关节处的骨是由韧带连接在一起的，这些韧带属于结缔组织。韧带受伤也就是我们常说的"扭伤了"。

肌肉

肌肉是呈束状的纤维，大部分附着在骨上，并能够拉动骨。也正是通过这种方式，肌肉才能让身体发生移动。肌肉拥有的这一能力要归功于肌肉细胞，它们非常善于变换自身的形状，且形状变换主要依靠收缩

与挤压，而非主动的向外推。

肌肉分为3种基本类型：平滑肌、骨骼肌和心肌。平滑肌排布在人体的大部分内脏上。这些肌肉是由自主神经系统控制的。

肌肉拮抗

大多数骨骼肌的活动有相关肌肉的活动拮抗。当一块肌肉收缩时，与之相反的一块肌肉（拮抗肌）则会放松和伸展。例如，当你用手臂提起东西时，来自大脑的神经信号会传达到你的手臂肌肉，并发出指令，使上臂肱二头肌的肌肉收缩或弯曲。此时，与肱二头肌拮抗的肌肉（肱三头肌）则会放松并伸展，这样手臂就弯曲了。处于收缩状态的肌肉被称为"屈肌"，放松的肌肉被称为"伸肌"。肌肉有一个众所周知的特点——运动量越大，肌肉的体积也会越大；健美运动员的训练就充分利用了这一原理。

人工骨与人工关节

人们在受伤或患有某种疾病时，有可能遇到整个骨或关节都需要更换的情况。外科医生会切除患者病损关节或骨（常见于髋关节或膝关节），再植入新的。20世纪20年代，植入物是由不锈钢制成的。直到20世纪50年代，植入物的制造商们才开始使用另一种金属——纯钛。然而，这两种材料的植入物在实际使用中都存在缺陷。体液会破坏这类材料，且它们的牢固性不足，能持续使用的时间也不长。目前最新的植入物是由多种金属结合（合金）而成的，如镍钛诺，它是由镍和钛制成的一种非磁性合金。镍钛诺的材质不会被体液腐蚀，在运动中也非常坚固灵活。

人体主要的骨骼肌

骨骼肌附着在骨上，它们可以移动。骨骼肌也被称为"随意肌"（因为它们大部分时间在人的控制之下）或"横纹肌"（因为它们富有条纹）。

大多数肌肉是直接附着在骨上的。不过，我们的嘴唇和面部的很多肌肉并没有直接附着在骨上。所有的肌肉都含有丰富的感觉神经，这样它们的动态就可以即时反馈给脑。

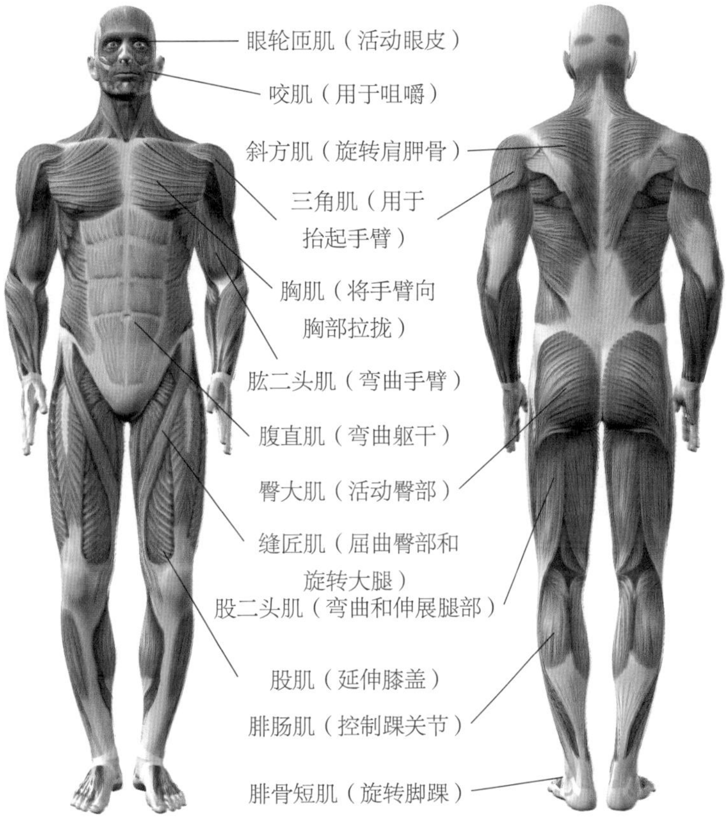

眼轮匝肌（活动眼皮）
咬肌（用于咀嚼）
斜方肌（旋转肩胛骨）
三角肌（用于抬起手臂）
胸肌（将手臂向胸部拉拢）
肱二头肌（弯曲手臂）
腹直肌（弯曲躯干）
臀大肌（活动臀部）
缝匠肌（屈曲臀部和旋转大腿）
股二头肌（弯曲和伸展腿部）
股肌（延伸膝盖）
腓肠肌（控制踝关节）
腓骨短肌（旋转脚踝）

骨骼肌在我们的控制下可以进行特定的运动，如移动手臂去拿起一杯水。

肌肉收缩

肌肉在收到来自中枢神经系统（Central Nervous System，CNS）的信号时，就会发生收缩。这些信号沿着有运动神经元的神经从脊髓一直传递到肌肉。神经元可以释放一种化学物质，使肌肉收缩。

科学词汇

中轴骨：是人体骨骼的重要部分，由颅骨、脊柱和胸腔骨骼组成。

中枢神经系统：由脑、脊髓组成。

神经元：又称"神经细胞"，是神经系统最基本的结构和功能单位。

骨质疏松症：一种会导致骨变得脆弱的疾病。

人体神经系统

我们的神经系统像一个巨大的网络，由超过1000亿个神经元组成。神经系统协调着身体对外界的反应。

神经系统感知外界，协助人对事物进行思考，继而做出运动或者说话的反应。它还能调节人体内的许多功能，如呼吸和心跳。神经包含大量神经元。它们通过电信号的形式，沿其长度传递信息。

神经系统由两个主要部分组成，分别是中枢神经系统和周围神经系统（Peripheral Nervous System，PNS）。中枢神经系统由脑和相关的一组神经元组成，这些神经元被称为"脊髓"，它们自脑的下部延伸而出。中枢神经系统还包含一种叫作"神经胶质"的细胞，可以滋养和保护神经元。

周围神经系统

中枢神经系统支配和控制人体的全部行为。周围神经系统则不同，它是由从中枢神经系统延伸散布到身体其他部位的神经网络构成的。周围神经系统主要包含两个部分——躯体神经系统和自主神经系统。躯体神经系统的主要作用是对外部世界进行感知与反馈。它从人的感觉器官那里收集信息，并把这些信息发送给中枢神经系统；它也可以将中枢神经系统送出的信号传达给附着在骨上的肌肉，使人能够进行有主观意识的运动。

自主神经系统的作用是调节身体内部的功能运作。它将身体发出的信息传递给中枢神经系统，并将脑的信号传递给各个器官，如心脏。那些把信息从身体各处传递到中枢神经系统的神经元被称为"感觉神经元"，而那些从中枢神经系统向肌肉等器官传递信号的神经元被称为"运动神经元"。

反射

在很多时候，我们的神经系统是利用反射原理来进行自主运转的。反射是神经系统对身体外部或内部事件（或者说是刺激）的一种既定的自动反应。许多反射是由脊髓中的神经连接来运作的，并不需要任何来自脑的有意识的参与。

大多数反射是用于保护人们免受伤害的防御机制，比如，当你的手触碰到烫的物体表面时，你会自然地缩回手。还有一些反射需要利用脑某些部位的神经元连接，如眨眼反射。

脑

人类的脑是一个柔软的圆形团块，它的

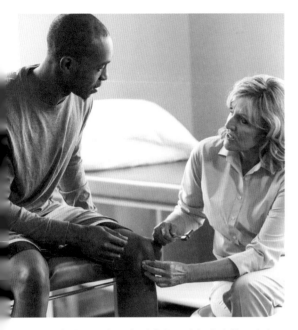

图中这位医生正在测试病人的躯体反射。比如，短促地叩击膝盖骨的下方，可以引发膝跳反射。

大小差不多接近一个大葡萄柚。脑包含两种主要的组织类型：灰质和白质。灰质主要由数十亿个相互连接的神经元构成。白质主要由连接着脑不同部分的神经纤维组成。保护性神经胶质细胞则分布于整个脑中。

在脑的底部，有一个名叫"脑干"的结构。这个外形呈柱状的结构将脑与脊髓相连接。脑干由3部分组成，它们分别是延髓、脑桥和中脑。脑干的主要作用是调节身体的自动功能，如心跳和呼吸。脑干后方是小脑。小脑主要控制人体的姿势和平衡，也能协调运动。有了小脑的帮助，我们才能直立身体、保持平衡、四处走动。

人类脑的最上方，是脑最大的组成部分，被称为"大脑"。大脑分成了左右两个半球。两个半球间，由一束叫作"胼胝体"的神经纤维进行连接。大脑的两个半球表面都有深深的褶皱，因此大脑看起来有点像一

神经系统

图中用红色显示的区域就是中枢神经系统；而用蓝色显示的区域就是周围神经系统。周围神经系统由躯体神经系统和自主神经系统两部分组成。神经丛是一个非常密集的神经网络，自主神经和躯体神经就是在这里进行连接的。

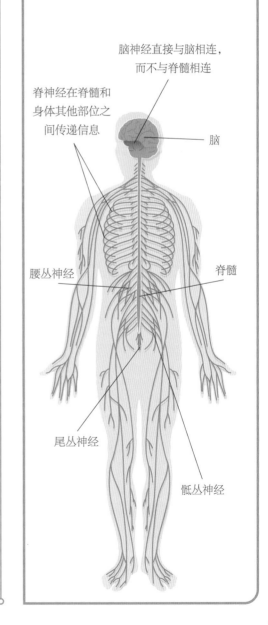

脑神经直接与脑相连，而不与脊髓相连

脊神经在脊髓和身体其他部位之间传递信息

脑

腰丛神经

脊髓

尾丛神经

骶丛神经

脑的结构

这张纵向的切面图为我们展示了脑内部的主要结构。有着深深折叠沟回的大脑皮质是脑处理高级活动（如语言和阅读等）的地方。

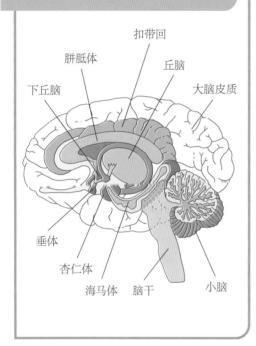

扣带回
胼胝体
丘脑
下丘脑
大脑皮质
垂体
杏仁体
海马体　脑干
小脑

脑死亡

脑干控制着身体的一部分器官，如心脏。当脑干停止工作时，医生往往还有办法让这些身体部位继续工作下去。20世纪70年代，一种新的死亡判定方法出现了，这就是"脑死亡"。脑死亡意味着包括脑干在内的整个脑都停止了工作，且没有办法再恢复运行。大多数医生认可利用脑死亡来判定死亡。然而，仍有一些人对脑死亡这一判定方法感到不安，因为这与传统观念中的死亡定义相悖。

个巨大的核桃。大脑的外层部分是由灰质构成的，这一部分被称为"大脑皮质"。大脑皮质是大脑最高级的活动（如思维和语言）发生的地方。

脑干的上方、两个大脑半球之间还有其他几个部分：丘脑与记忆和运动有关；垂体是内分泌系统的重要组成部分，主要产生各类激素；下丘脑主要连接神经系统和内分泌系统；边缘系统是一些涉及记忆、情感、本能行为和嗅觉等的脑结构的集合。

脑在工作时消耗氧气和营养物质的速度很快，因此需要大量的血液供应。脑中有许多小血管在持续地运行着，它们的血液来自颈部的4条大动脉。如果脑的血液供应由于某种原因受到阻断，人就会在10秒内失去知觉。如果几分钟内血液仍未恢复流通，脑就会出现永久性损伤。

大脑皮质

每个大脑半球包含4个主要区域，分别是额叶（前部）、枕叶（后部）、颞叶（侧部），以及顶叶（在额叶后方的上侧），统称"脑叶"。脑叶上覆盖的皮质都有特定的功能。例如，颞叶的某些部分控制听觉；额叶的一大块区域（被称为"运动皮质"）控制身体的运动；顶叶的某个条带则与触觉功能有关。

大脑皮质不同部分会协同工作。例如，当你看到某个认识的人时，脑的第一部分功能可以识别那个人的脸，第二部分的功能可以让你从记忆中想起那个人的名字，第三部分功能则开始分析你对这个人的感觉，以及你是否愿意和他对话，第四部分功能则为你即将说话的风格做出决策，第五部分功能会让你胸部、颈部和嘴部的肌肉发生运动，说出"你好"。

大脑的两侧也分布着功能区。例如，大脑的每一侧都有一个运动皮质，每个运动皮质负责控制身体对侧的运动。语言则主要由脑的某一侧来处理，这一侧脑也被称为"主导半球"。

对于绝大部分右利手和小部分左利手人群来说，左侧大脑半球是他们的主导半球。对大多数人来说，左脑承担了数学运算功能。

非主导半球在空间技能方面有非常重要的意义。那些非主导半球受到过轻微损伤的人可能会在看地图的时候感到困难，也可能会把衣服穿错。

记忆与学习

脑最重要的功能之一，就是记忆信息。你的脑不仅能记住你的名字和家庭住址这些信息，还能记住单词的含义、它们的发音和写法、物体形态和颜色等。脑还能记住你过去曾发生的事情，并记住一些技能，如怎么开车。我们的脑记忆信息和技能的过程被称为"学习"。

科学家至今尚未研究清楚记忆是如何存储在脑中的，不过他们已经发现了几种不同类型的记忆存储系统。短期记忆是指脑刚刚吸收到的信息，如一个电话号码，且这些记忆大多会在几分钟内消失不见。当你重复学习那些重要事件和技能的相关信息时，这些信息便会成为长期记忆，并且通常能够陪伴你一生。

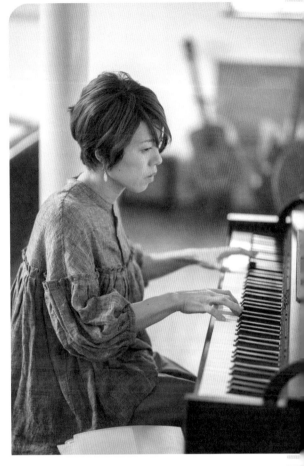

一些复杂任务，如弹钢琴，往往需要脑和神经系统的其他部分进行大量的活动，以辨识音乐和进行身体控制。

科学词汇

下丘脑： 脑的一个组成部分，释放出的化学物质能够控制垂体的活动。

周围神经系统： 从中枢神经系统发散到人体其他部位的神经网络。

垂体： 脑中释放激素的腺体，能够控制其他内分泌腺体的分泌活动。

躯体神经系统： 周围神经系统的一部分，负责从感觉器官那里收集信息并将其发送给中枢神经系统；也可以将中枢神经系统送出的信息传递给肌肉和腺体。

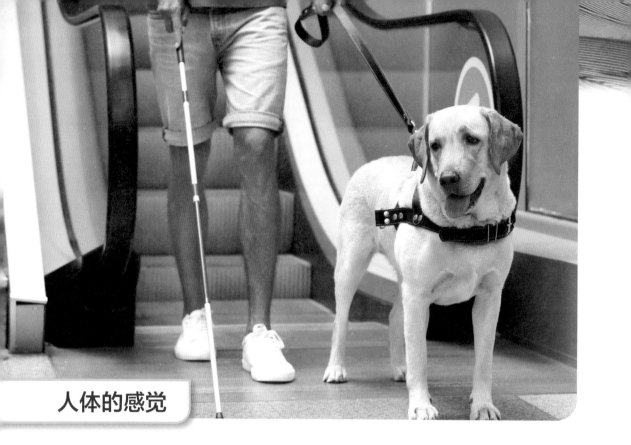

人体的感觉

身体最重要的功能之一，就是帮助人意识到周围正在发生的事件。感知世界的变化是感觉器官的任务，它们会将收集到的信息发送给脑。

人体已经发展出各种各样探测信息的方式。我们将其描述为五类感觉：视觉、听觉、嗅觉、味觉和触觉。近些年，人们认为人体还存在这五类感觉之外的其他感觉。不过，最初被定义的这五类感觉仍然是举足轻重的。

前四类传统的感觉集中于身体某个单独的器官中，而第五类感觉——触觉则比较特别，它是由全身的感觉细胞，尤其是皮肤来执行的。探测或感知世界不仅涉及身体的感觉器官，还包括将感官获取的信息传送到脑的神经系统。脑是神经系统的核心，它不断地辨识与处理着大量的感官信息，并做出判断、进行回应。探测外环境动向的这项工作，除了需要感觉器官参与，也需要脑来完成。

一个失去视觉的人由一只经过专门训练的导盲犬来引导行走。耳聋的人也可以通过训练有素的犬类来提醒他们注意到像门铃响这样的声音。

视觉

眼睛是目前我们已知的最复杂、最重要的感觉器官。我们有两只眼睛，脑就负责将每只眼睛产生的两个略有不同的图像合二为一，形成一个综合的三维世界。这被称为"立体视觉"或"双眼视觉"。每只眼睛都包含一个眼球，眼球上一共附着着六块不同的肌肉，这些肌肉负责让眼球在头骨眼窝中按需要进行旋转。眼球的工作原理与照相机类似。当光线穿过角膜（眼睛外侧透明的薄膜）和瞳孔（位于有色虹膜上的黑色开口）时，这束光线就会被晶状体弯曲，并继续穿过玻璃体（一种使眼球保持球状的透明凝胶），到达眼睛后部的视网膜。

视网膜的作用类似于照相机里的感光元件，它会将获取到的视觉信息经视神经

（来源于每一侧眼睛）传送给视觉皮质，再由视觉皮质解析这些视觉信息。我们把眼睛、视神经和视觉皮质统称为"视觉系统"。

视网膜上的感光细胞主要有两种类型，一种呈杆状（视杆细胞），另一种呈锥状（视锥细胞）。这两种细胞可以探测到不同种类的光。人体中大约有1.2亿个视杆细胞和600万个视锥细胞。视杆细胞主要对灰色和弱光敏感；视锥细胞则主要对强光和颜色敏感。视锥细胞分为三类，每一类都包含一种不同的化学物质，分别对红、蓝、绿光最为敏感。视杆细胞和视锥细胞并不是随机

感觉有多少种

过去人们认为只有五种类型的感觉，不过现在人们发现，人体可能有多达15种甚至更多的感觉。传统的五类感觉是用来探测外部世界的，而其他的感觉则可以告诉脑身体内部发生了什么，如饥饿、疲劳和平衡这类感觉，都属于我们的内部感觉机制。内耳中的小器官控制着平衡感觉。它们可以探测到头部的运动情况，并将信号反馈给脑；这样脑就能指挥身体的肌肉运动，以帮助维持身体平衡。

眼睛的结构

这张图片展示了眼睛的主要结构。光线进入眼睛后穿过瞳孔，落在眼球后部的视网膜上。视网膜上的感光细胞经过视神经，向脑发送信息。

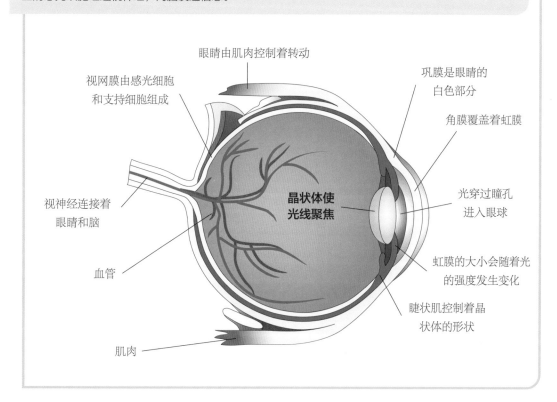

眼睛由肌肉控制着转动

视网膜由感光细胞和支持细胞组成

巩膜是眼睛的白色部分

角膜覆盖着虹膜

视神经连接着眼睛和脑

晶状体使光线聚焦

光穿过瞳孔进入眼球

血管

虹膜的大小会随着光的强度发生变化

睫状肌控制着晶状体的形状

肌肉

分布在视网膜上的。大多数视锥细胞聚集在视网膜的中心区域——被称为"中央凹"；视杆细胞则排列在视网膜的边缘。这就解释了为什么在人的视觉中心区域（分布着大多数的视锥细胞），眼睛能够清楚地看到颜色，而在视觉边缘区域，眼睛看到的物体则颜色暗淡、运动模糊（这一区域分布的大部分是视杆细胞）。

视觉系统受到各种损害，会导致视力受损甚至完全失明。白内障是一种常见的眼部疾病，它的病因主要是年龄增大、受伤或饮食不良等因素引起的部分晶状体透光性下降。色盲的人很难将某些颜色区分开来，是因为他们缺少三类视锥细胞中的一种或多种。脑中处理视觉信息的部分一旦受损，会导致人患上失认症（部分或完全丧失感官的

夜间视力

警察和军人使用的夜视摄像机能帮助他们在黑暗中看到东西。这些相机能探测到一种不可见的光，叫作"红外线"。动物或人类的温度往往会高于他们身体周围的环境温度，在红外摄像机上会显示为红色或紫色。下图中的建筑物就清楚地标出了热量聚集的地方（红色和紫色）和温度较低的地方（蓝色）。

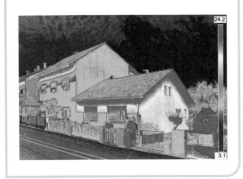

试一试

伸出手来

坐在一张放置了各种物品的桌子前。闭上一只眼睛。头部不要晃动，同时试着伸出手去触摸不同的物体。两只眼睛的共同作用能帮助我们判断距离、定位物体，这种功能叫作"双眼视觉"。当你只使用一只眼睛时，判断距离和定位就会变得更困难一些。

辨别能力）。失认症患者眼睛尚有功能，能看到物体，但由于其视觉皮质受损，因此无法对看到的物体进行识别。

听觉

人类的大部分沟通方式是由听觉来实现的。如果失去了听觉，人们就无法倾听言语或音乐。正如双眼能为我们创造一个三维的世界景观一样，双耳也能为我们创造一个三维的立体声场景。在这样的场景中，人可以轻松地定位声音的来源。例如，当有人喊你名字的时候，你能确定声音来自哪个方向。

和视觉系统一样，听觉系统也有相应的感觉器官（两只耳朵），感觉器官与脑的连接桥梁（听神经），还有负责处理声音信息的一部分脑组织（听觉皮质）。

耳朵主要由三个部分组成：外耳、中耳和内耳。被皮肤和组织包裹的外部结构叫作"耳郭"。它可以收集声音，并通过一个名为"耳道"的弯曲管径将声音传导至鼓膜（耳膜）。

当声波进入耳朵后，它们能使耳道内的空气来回振荡，引起鼓膜的振动。连在鼓

听觉系统

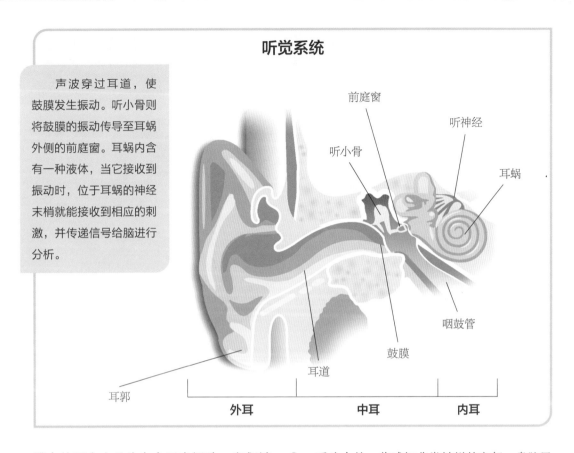

声波穿过耳道，使鼓膜发生振动。听小骨则将鼓膜的振动传导至耳蜗外侧的前庭窗。耳蜗内含有一种液体，当它接收到振动时，位于耳蜗的神经末梢就能接收到相应的刺激，并传递信号给脑进行分析。

前庭窗
听神经
听小骨
耳蜗
耳郭
耳道
鼓膜
咽鼓管
外耳　　中耳　　内耳

膜上的三个小骨头也会同步振动，它们被科学家根据外形命名为"锤骨""砧骨"和"镫骨"。它们的振动通过前庭窗上的小薄膜传递至内耳的通道和听觉结构。内耳最重要的组成部分就是一种形状像蜗牛的结构，叫作"耳蜗"。耳蜗内充满了液体，耳蜗壁上有15000根敏感的毛细胞。当声波从前庭窗传递至耳蜗时，这里的液体便会流动。耳蜗内的毛细胞则可以探测到液体的流动，并在听神经中产生相应的神经冲动。接着听神经会将产生的信号传送到脑，最终由脑将这些信号分析为可被我们识别的声音。

触觉、味觉和嗅觉也是人重要的感觉。触感（震感）来自皮肤中敏感的神经末梢和周边的毛发。它们能对压力、疼痛和温度等因素产生反应。味觉来自味蕾，味蕾是位于舌头上的一些感知非常敏锐的突起。鼻腔里含有七种受体细胞，可以分别探测出七种气味。这些受体细胞通过嗅觉神经，将气味信号发送至脑中专门识别气味的区域。

科学词汇

耳蜗： 内耳中一个呈盘绕状的、充满液体的结构，它将来自中耳的振动信号转换成神经信号，传递给脑的听觉皮质。

视网膜： 位于眼睛后部的、对光线刺激十分敏感的一层神经组织。它通过视神经将视觉信息发送至脑的视觉皮质。

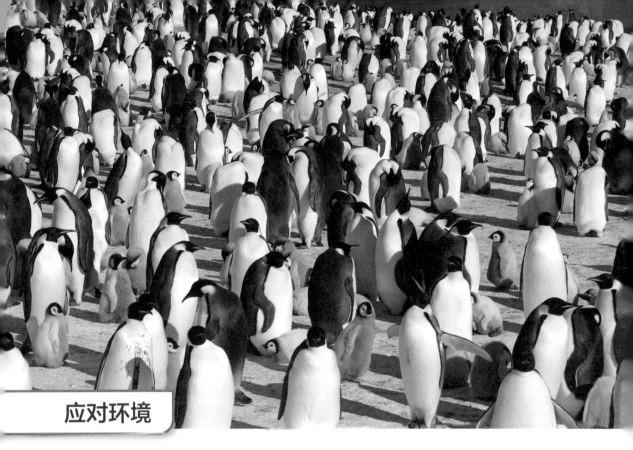

应对环境

地球上几乎每一个地方，不论河流、湖泊、海洋中，还是陆地上和天空中，都有动物的踪迹。

动物生活的地方被称为"栖息地"。像老鼠、狐狸、蟑螂这样的动物是谋生的多面手，适应能力极强，能够在各种各样的栖息地繁衍生存。不过，大多数动物相对固定地生活在一个特定的栖息地，不适宜在栖息地以外的地方生存。例如，大多数企鹅适应在寒冷的南部海域生活，而不能在沙漠中生活。还有一些动物一开始生活在某种环境中，成年后会迁移到另一种环境中。例如，成年蟾蜍可以生活在陆地上，但它们是由生活在水中的蝌蚪发育而来的。

寒冷地区的动物

极地地区是地球上生存环境最恶劣的栖息地之一。那里的气候极其寒冷，每年还有长达 6 个月的极夜。南极洲的陆地永久

帝企鹅在地球上最荒凉的地方之一——南极洲的冰面上养育着它们的幼雏。

地覆盖着厚厚的冰层，在一年中的大部分时间，陆地周围的海洋被冰覆盖着，但海洋里生活着大量的动物，如鲸、海豹和鱼类。这种多样性有赖于浮游生物的存在，它们在营养丰富的水域中繁殖。企鹅则在海岸和漂浮的海冰上生活与繁殖。

在北极一年中的大部分时间里，海洋也被冰覆盖着。北极的南部是贫瘠、没有树木的苔原冻土带。那里的冬天又长又冷，夏天相对暖和一些，白天的时间也更长一些。北极狐、旅鼠、野兔和雪鸮是少数常年生活在这些苔原冻土带的动物。其他动物则会在春天迁徙到那里进行繁殖，如北美驯鹿。

极地和近极地地区陆地上的动物拥有的一些特征，能够帮助它们抵御恶劣气候。例如，麝牛、北极狐和北极熊等哺乳动物利用厚厚的、浓密的皮毛来保暖；北极狐还有

毛茸茸的脚和小小的耳朵，以便保存体温；海豹和企鹅这类水生动物的皮肤下有厚厚的脂肪层，可以与外界隔离。

沙漠中的动物

沙漠地区水资源严重匮乏，年降雨量还不足25厘米。这样艰苦的栖息地，还存在极大的温度变化，白天非常炎热，夜晚寒冷刺骨。还有一些位于高海拔地区的沙漠，如中国的塔克拉玛干沙漠，在一年中大部分时间里都非常寒冷。这些地区的食物来源和适宜的居所也很匮乏。尽管如此，沙漠里仍然生活着数目惊人的动物，包括各种昆虫、蜘蛛、蝎子、爬行动物，以及哺乳动物和鸟类。

生活在沙漠里的哺乳动物皮毛颜色较浅，这是因为浅色不仅可以反射阳光，也能为它们提供很好的伪装。沙漠野兔和狐狸的耳朵很大，有利于散发身体的热量，保持凉爽。地松鼠则会把它们长而浓密的尾巴当作便携的遮阳伞。沙猫、旋角羚和蹼足壁虎都有宽大的脚，能够防止它们的脚陷进沙子里。骆驼有多种适应沙漠生活的特性，包括宽阔的脚和长长的、可以防沙的睫毛。它们还拥有一个或两个驼峰，可以作为脂肪的储存库，使它们在没有水的情况下也能存活好几天。

穴居的猫头鹰、蜥蜴和蛇等动物会在炎热的中午待在凉爽的洞穴里或岩石阴影下。黄昏来临、温度下降后，它们才会出来寻找食物。大多数生活在沙漠中的动物从食物中获得生存所需的水分，所以它们并不需要喝水。不过，即便是在最干燥的沙漠里，通常也会有一些可用的水，如在寒冷的清晨经常会有露水形成。高效的露水收集者之一，是一种生活在澳大利亚沙漠中的蜥蜴，叫作"摩洛克蜥蜴"。这种蜥蜴全身覆盖着锋利的刺突，以抵御猎食者。沿着它们的脊柱有一系列凹槽，这些凹槽能让露水或雨水顺着它们的身体一直流向它们的嘴角。

森林中的动物

森林是动物躲避恶劣天气的庇护所，也是动物筑巢和躲避敌人的好地方。茂密

生物群系

生物群系是指在栖息地生活的大规模生物群落。例如，地球上那些降雨量极低的地区就被划分为沙漠生物群系。栖息地的定义则更具体一些——索诺兰沙漠里生长着巨型仙人掌和其他独特的植物，形成了一类栖息地。栖息地也可以被进一步划分为微栖息地。在索诺兰沙漠中，一些动物生活在巨型仙人掌根部周围，这里就形成了一个微栖息地。

这种耳廓狐非常适合在沙漠里生活。它们浅浅的毛色可以反射阳光、提供伪装，而它们的洞穴就是躲避太阳的庇护所。它们还可以利用巨大的耳朵迅速散热。

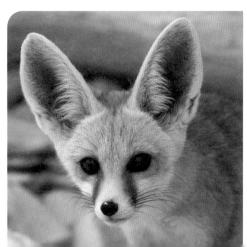

了不起的迁徙

许多动物通过季节性的长途迁徙来躲避恶劣的自然环境。为了避开冬天寒冷的天气，寻找更丰富的食物，或者为繁育后代寻找一个安全的栖息地，动物们可能会跋涉数千千米。北美驯鹿、鲸、帝王蝶、鲑鱼、鳗鱼和海龟都是有名的迁徙动物。许多北美鸟类，如蜂鸟、涉禽类的鸟类和鹅，也会在冬天向南方迁徙。不过，要论迁徙的冠军，当属北极燕鸥，它们每年会在北极和南极之间穿梭，飞行距离长达 32000 千米。

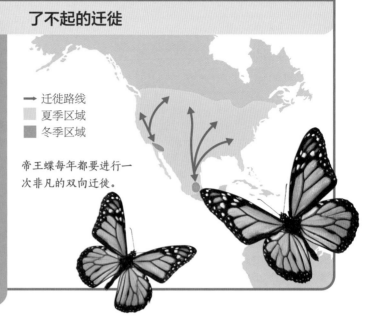

→ 迁徙路线
　夏季区域
■ 冬季区域

帝王蝶每年都要进行一次非凡的双向迁徙。

生长的植物吸引了各种各样的食草动物，同时也引来了各类猎食者。比起温带落叶林，在北方寒冷的针叶林里栖息的动物物种更少一些。到了冬天，上述两类栖息地的食物会变得很稀少，因此，一些动物会冬眠，另一些动物则开始迁徙。在赤道附近的热带雨林里，气候温暖、潮湿，植物一年四季郁郁葱葱。热带雨林中生活着的生命种类远远丰富于任何其他类型的栖息地。科学家至今仍未能把在那里生活着的所有物种一一识别出来。

热带雨林的林冠层，即离地面最远的树叶层，是拥有物种数量最多的动物家园。林冠层的动物有蝙蝠、鸟类和昆虫类中的飞行动物，也有善于攀爬的动物，如松鼠和猴子。猴子这类生活在林冠层的哺乳动物，往往拥有善于抓握定位的尾巴，用来辅助攀爬。还有一类动物，如鼯鼠，可以用伸展开的皮肤充当翅膀在树间滑翔。其他动物，包括鹿、猪和啮齿类动物（如刺豚鼠），都适

应了在荫凉的森林地面上生活。它们经常以林冠层的动物掉落下来的食物为食，也会吃树上掉落下来的各种各样的果实和种子。

草原中的动物

如果某个地区相对干燥，不适宜树木生长，但适宜草生长，那么草原就会在这里自然而然地出现。东非的热带草原上生活着成群的斑马和瞪羚等哺乳动物，它们以草为食；在这里生活的长颈鹿和大象则以那些零星分布的大树叶子为食。

草原上能够为动物提供的掩体很少，所以，地松鼠、爬行动物和一些鸟类会在地下挖洞。热带草原每年分为雨季和旱季。在干旱季节，草原哺乳动物会通过长途迁徙来寻找足够的食物和水。

海洋中的动物

海洋为野生动物提供了各种各样的栖息地。温暖而又阳光充裕的沿海水域和珊瑚

冬眠和滞育

在气候时而温暖时而寒冷的地区，许多动物通过冬眠，即进入深度睡眠来度过严冬。冬眠时，动物的心跳和呼吸等身体活动会减慢，体温也会急剧下降。这样的策略为冬眠动物节省了在严寒中寻找稀少食物时所需的能量。当天气变暖后，它们会再活跃起来。蝙蝠、地松鼠、睡鼠、蛇、乌龟和蟾蜍等两栖动物都会冬眠。与之类似的是，许多昆虫也会进入一种近似于暂停生长的状态，被称为"滞育"；这种状态可以帮助它们在寒冬、饥荒或者干旱的情况下生存下来。

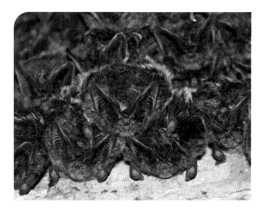

大量的宽耳蝠会在冬天冬眠，当天气变暖时它们会苏醒过来，并出去觅食。

礁为动物提供了优渥的生存条件，这些区域拥有丰富的生命种类。不过，也有一些水下生物能在看似不那么有利的环境中，如更为广阔的海域中苗壮成长。在那样的环境中，没有可用于躲避敌人的掩体，金枪鱼、鲨鱼和海豚这样的猎食者会捕食成群的鲱鱼和鲭鱼，而鲱鱼和鲭鱼则以浮游动物为食。幽暗的海洋深处是一个更加严酷的栖息地。那里的鱼、海星、海绵和其他动物必须面对黑暗和深海产生的巨大压强。深海地区还非常寒冷，为了在这样的环境中生存，有的鱼会在血液中产生一种天然的防冻剂，以防止它们的组织结冰。

深海里的食物通常很匮乏。大多数动物以从水面上漂落下来的、腐烂的物质为食。宽咽鱼这样的猎食者拥有巨大的嘴和富有弹性的胃，以便于它们将所遇到的任何猎物吞入腹中。

淡水中的动物

淡水河流、湖泊和沼泽为鱼类、贝类、两栖动物、龟、水禽和许多其他动物提供了富饶的栖息地。生活在急流中的生物必须是游泳健将，才能避免被水流冲走。有的水生栖息地（如沼泽）含氧量非常低，有时甚至会完全干涸。在这里生活的鱼，如弹涂鱼和攀鲈，可以离开水存活一段时间。当水塘开始干涸的时候，肺鱼会在池底的泥中挖洞，将自己完好地包裹进黏液茧中，然后进入休眠状态。在这样的状态下，它们可以存活很多年，直到水塘再次充满水。

科学词汇

伪装： 一种能使动物融入周围环境的技能。

冬眠： 动物进入不活动或休眠状态以度过冬天的一种生理状态。

迁徙： 鸟类等动物为繁殖、觅食或躲避恶劣天气而进行的长途旅行。

浮游动物： 漂浮在海洋等水域表层的微小动物，常常是更大一些的生物的幼体。

防御

动物有着多种多样的自我保护方式。在动物繁殖出足够多的幼仔之前，防御是确保其物种存续的关键。

为了生存和繁衍不息，动物需要保护自己免受猎食者的伤害。一些动物依靠逃跑的速度自保，一些则选择躲藏起来，融入所处的环境中；一些动物有化学防御能力，而另一些则会假装自己拥有这样的能力；一些动物采用身体上的物理防御结构（如犄角和象牙）来保护自己， 一些动物为自己建立起防御壁垒，而另一些则依靠行为适应来抵御猎食者。

逃跑往往是最好的防御手段。举个例子，一只善于逃跑的瞪羚，可以躲避几乎所有的猎食者，除了跑得最快的那些。还有许多动物选择向空中逃避。一种叫作"弹尾虫"的小动物能用身上弹弓般的附肢把自己弹射出去。许多鸟和昆虫可以通过飞行逃到安全的地方，而飞蜥在被捕捉时，可以从

"烟雾弹"

乌贼遇到危险时，会从体内的一个小囊中释放出漆黑的液体。这些漆黑的液体在水中聚集后形成一个屏障，可以帮助乌贼逃脱。乌贼的这种"墨汁"在地中海美食中，被用作食用色素和调味品。当一群海兔（海蛞蝓）受到威胁时，它们会向水中释放出亮紫色的墨汁。它们的"烟雾弹"更像一种警告，因为海兔的身体里富含毒素，而墨汁可以警告那些猎食者，不要来打它们的主意。

树上滑翔下落以逃离危险。飞鱼也能跃出水面并滑翔几百米，以此来躲避水下的猎食者。

色彩

还有一些动物会将自己的颜色与环境融为一体，使猎食者很难发现它们的存在，这种技能叫作"伪装"。变色龙和乌贼能根据周围的环境改变自己的颜色。装饰蟹则技高一筹，它能让自己成为周围景观

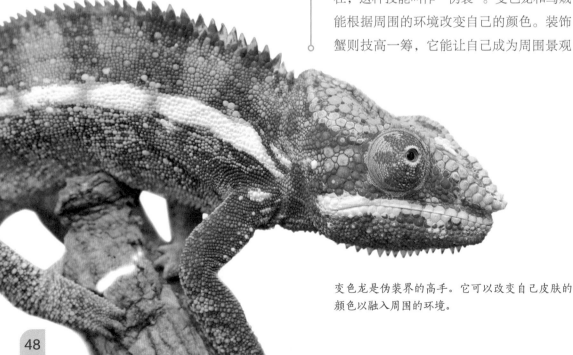

变色龙是伪装界的高手。它可以改变自己皮肤的颜色以融入周围的环境。

的一部分。许多鸟也会拥有伪装技能。例如，麻鸦主要生活在芦苇床上，它们的毛色和芦苇的颜色相似。当受到惊吓的时候，它们还会向上伸长脖子，这样它们看起来就和周围的植物更像了。

拟态

一些小动物会假装成其他物体，借此藏匿起来。许多跳蛛会假扮成鸟粪，吉丁虫看起来就像是叶子上的露珠，叶蝉看起来则像是长在植物茎上的刺。这种模仿其他东西的现象，叫作"拟态伪装"。

模仿技能的冠军是竹节虫目的动物。它们模仿树叶和其他植物结构的能力可谓出神入化。

化学防御

许多小动物借由体内含有的化学物质进行自我保护。这些化学物质能使它们变得难闻、难吃或有毒。像臭虫这类动物，还会发出强烈的气味。

有化学防御能力的动物往往不需要逃避威胁，而会用它们鲜艳的颜色来警告猎食者。警告色通常包括黄色、红色和黑色。许多动物，如箭毒蛙，会用明亮的蓝色和绿色来警告猎食者。食肉动物一旦吃到难吃的动物，以后就会知道要避开这些警告色。昆虫在还是幼体时，常常可以从它们吃的植物中获得防御性化学物质。例如，帝王蝶的幼虫就会吃有毒的马利筋属植物。

一些大型动物也会使用防御性毒物。当有肋蝾螈受到威胁时，它们会刺穿自己的皮肤，将有毒的肋骨暴露在外。雄性鸭嘴兽的后腿上有小小的毒刺。还有一种有毒的

难闻的臭鼬

臭鼬以在受到威胁时会喷出难闻的液体而闻名。臭鼬肛门附近的腺体会释放出一种化学物质，这种化学物质会损害猎食者的身体健康，还能刺痛它们的眼睛。这些臭臭的液体可以喷射到3米远处。

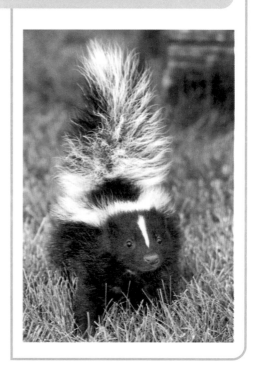

鸟——生活在新几内亚的黑头林鵙鹟，其羽毛上覆盖着有毒物质。

模仿其他动物

为了保护自己，一些动物会假扮成有毒的物种，生物学家将这种现象称为"贝氏拟态"。比如，扁形虫、海兔，以及部分鱼会模仿有毒的海参。再比如，无害的食蚜蝇身上长着彩色的条纹，使它们看起来很像黄蜂。

有时，几种不同的有毒物种有着几乎相同的颜色和图案，这被称为"缪勒拟

态"。许多种类的热带蝴蝶存在缪勒拟态现象。如果猎食者吃到了一只有毒的蝴蝶，它以后就会避开所有拥有类似外形的蝴蝶。通过共享一种容易被辨别出来的颜色，在猎食者尝到苦头记住教训后，所有缪勒拟态的参与者都获得了保护。

黏性防御

一些小动物会使用黏液来抵御猎食者的攻击。受到威胁的瓢虫会从它们的腿部关节处挤出血液，这些血液呈黏稠状且难以下咽。一种白蚁的兵蚁拥有巨大的胶腺，在与其他蚂蚁战斗时，某只兵蚁会牺牲自己爆裂开来，并释放出黏液来困住蚂蚁，让其他白蚁有机会杀死蚂蚁。天鹅绒虫也会使用黏液，但它们的黏液是通过口器吐出来的。

动物黏性防御的"口吐物"不仅限于黏糊糊的液体。有些动物为了击退攻击者，还会吐出致命的毒液。有剧毒的眼镜蛇抬起头时，就会有毒液从它的毒牙里渗出。然后，它用力呼气，就能将毒液喷向敌人。

会喷射毒液的还有黑肥尾蝎，它能从长尾巴顶端的球状物中喷出毒液。

蜘蛛、蛇和其他有毒的动物一般不会用它们的毒液来驱赶攻击者。毒液只会被当作最后的手段，在通常情况下，它们只是单纯地咬一口以示威慑。然而，仍有一些有毒动物会直接、迅速地给猎食者致命的一口。

物理防御

许多动物会通过物理防御工具来保护自己，这些工具包括毛发、脊柱、外壳和防御盔甲。当南美狼蛛受到威胁时，它们会迅速摇晃身体。这一行为能使它们释放出一团细小的绒毛，以刺激猎食者的鼻子和嘴巴。许多动物的体刺替代毛发成为防御工具，如豪猪身体表面有一排像针一样锋利的刺。刺猬也是有刺的，它们还有一个额外的特长，就是能够把自己卷成一个布满尖刺的圆球。许多外壳坚硬或带刺的动物可以将身体蜷缩成球状以自保，乌龟则可以把它们的头和四肢同时缩进坚硬的保护壳里，乌龟的外壳源

声音防御

对于有的动物来说，声音和颜色在防御中同等重要。马达加斯加的发声蟑螂会通过挤压空气来发出强烈的嘶嘶声。一种蚱蜢被猎食者抓住时，会发出强有力的、高音调的鸣叫声，以惊吓猎食者，使其松开自己。有毒的响尾蛇会在受到攻击之前发出警告。它们摇动尾巴上的角质鳞片发出响声，以警告敌人远离它们。

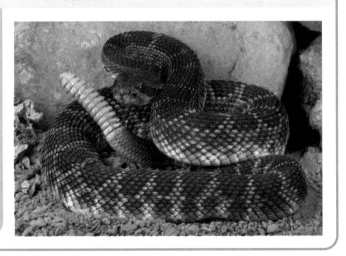

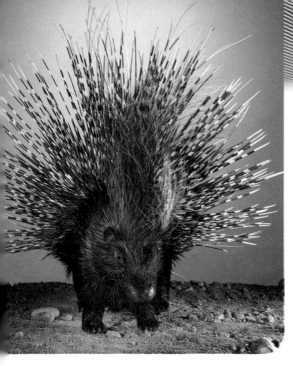

豪猪有一层令人望而生畏的、布满尖刺的防御皮毛，可以保护它们免受狮子等猎食者的攻击。

于它们肋骨结构的进化。

还有许多动物的外壳是由水或食物中的化学物质形成的。例如，贻贝和蛤蜊利用强壮的肌肉把自己的壳紧紧地关闭起来；螺类可以把它们的整个身体缩进壳里，再用盖子封住外壳上的洞；鹦鹉螺的外壳非常坚硬，既可以抵御猎食者，也能抵抗深海的巨大压强。

其他动物有更主动的物理防御方式。鹿和羚羊利用角来威慑猎食者。马和长颈鹿能用它们有力的后腿踢向任何试图攻击它们的动物，河马则可以用它们巨大的牙齿作为防御武器。

建造壁垒

在有些情况下，简单的物理防御尚不足以自卫，动物们会设置一些屏障，将猎食者拒之门外。许多昆虫能在植物组织中形成一种叫作"虫瘿"的结构。在这一结构的掩护下，昆虫可以安全地取食植物的汁液。介壳虫以植物的表皮为食，它们身上覆盖着一层坚硬的蜡质介壳，以抵御外界侵害。叶螨会织出丝状的网来阻碍敌人行动，而毛翅蝇的幼虫则生活在由沙子或沙砾制成的保护壳内。

行为防御

还有一些动物的防御是通过自身的行为来完成的。比如，对于那些模仿者来说，仅仅表面看起来像另一种动物是不够的，其行为举止也要和模仿对象保持一样。嗡嗡作响的苍蝇在飞行的时候，会模仿蜜蜂的飞行姿态——苍蝇和蜜蜂飞行的速度相同，从花上起飞的角度也相似。

动物还会利用体型来恐吓敌人。例如，猫在面对狗的时候，会弓起身体，竖起毛发；蟾蜍和河豚感受到威胁时会使身体膨胀起来，让自己看起来更大、更凶猛。

还有一种常见的行为防御模式是群体防御，一个庞大的动物群通常由几个不同的物种组成。例如，在东非的热带草原上，一个动物群可能包含牛羚、瞪羚、斑马和鸵鸟等多种动物。动物聚集成群是因为相比孤立的单只动物，成群的动物拥有更多的眼睛，也就更容易发现猎食者的踪影。

科学词汇

贝氏拟态： 一种无毒或无害的动物与另一种有毒或有害的动物看起来相似的现象。

幼虫： 某些动物幼时的虫体。

拟态： 一种生物模拟另一种生物或模拟其他物体的现象。

群体防御： 动物联合起来一同驱赶猎食者的行为。

51

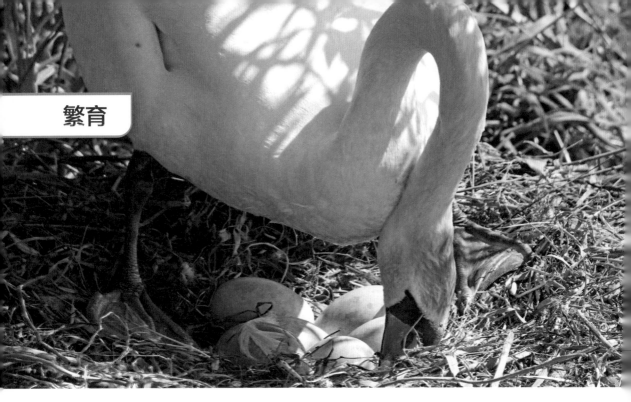

所有动物都拥有一个共同的任务，那就是繁殖后代。它们通过吸引配偶、驱赶竞争对手、求爱和交配来完成这项任务。之后，一些动物会接着照顾它们的卵或幼仔。

动物生命中最重要的环节就是生殖。生殖分为无性生殖和有性生殖两种形式。无性生殖的动物，如水螅，可以从自己的身体中产生芽体，芽体最终脱落，形成一个新的成体。其他动物，如扁形虫，可以将自己的身体分离成碎片，借此产生幼体。它们身体分离出的每一个碎片都能成长为一个新的幼体。

有性生殖的动物需要雄性生殖细胞（精子）与雌性生殖细胞（卵子）受精（融合），产生后代。有的动物既拥有雄性的性器官，也拥有雌性的性器官，并且可以自体繁殖，这样的动物被称为"雌雄同体"。蚯蚓就是一种雌雄同体的动物。以人类为代表的动物，有不同的性别。这类动物的繁育活动包括寻觅异性伙伴、与之交配、分娩、在

天鹅正在照料它的一窝卵。天鹅每年只会产出一窝卵，每一窝卵的数量通常为3～8个。

幼体孵化后或分娩后进行养育照顾。

在哪儿完成受精

许多水下动物的卵是被排出体外后，在水中进行受精的。这些生物将精子和卵子释放到水中，二者在水中融合。受精卵通常会作为浮游生物在水中漂流一段时间。水中卵子和精子的释放需要严格控制时机，以尽量减少浪费。例如，许多水下蠕虫的繁殖周期就是根据月相变化来调控的。

一些动物减少生殖细胞浪费的方式是在雌性体内进行受精。不过，要做到这一点，动物必须成功吸引配偶。为此，大多数动物会有求偶行为，以证明求偶双方能成为合格的父母，可以孕育出健康和优秀的下一代。

求爱和交配

大多数动物在交配前，会向配偶自我

夸耀一番，如在配偶面前展示某些特定的动作、发出特殊的声音、肢体触碰或释放一些化学物质。有些动物还会送给它们心仪的配偶礼物，例如，一些蝎蛉会从蜘蛛网上偷取死昆虫，在交配前将它们送给配偶。这样的举动充满了危险，许多雄性蝎蛉会因此而被蜘蛛抓住。

交配的过程需要使精子从雄性体内进入雌性体内，为了达到这样的目的，动物会采取多种多样的方式。雄性蝎子通过跳舞吸引雌性靠近它们放置在地上的精子包囊（精荚），再经由一根导管将其中的精子送入雌性蝎子体内。雄性蜘蛛把精子储存在一层蛛丝上，然后用它的口器吸取一些精子，再

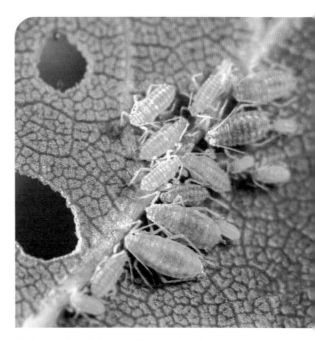

蚜虫是一种非常特别的动物，因为它们可以按照一年中的不同时节来变换不同的生殖方式（有性生殖或者无性生殖）。

无性还是有性

无性生殖可以使种群数量快速增长，并且能将繁殖者的基因完整地延续下去，而不像有性生殖那样，只能延续繁殖者一半的基因。然而，绝大多数动物是有性生殖的，这是为什么呢？通过有性生殖，幼体产生的 DNA（遗传基因序列）形成了与亲本不同的新组合，这就产生了基因多样性。基因多样性能极大地帮助物种在进化中应对新的挑战，例如，当一种新的寄生虫出现时，物种就需要努力渡过这些新危机。能够在危机中存活下来的个体产生的后代也会具备存活下来的能力，而那些无性生殖的物种，可能在成功应对威胁之前就被消灭了。有的动物能完美兼顾基因延续和应对挑战，例如，蚜虫在春天会进行无性生殖以增加种群数量，在秋天则会进行有性生殖以产生后代，而在冬天它们会产卵，撑过严冬后，卵会在春天孵化。

将口器插入雌性蜘蛛体内。雄性臭虫的交配方式也很独特，它们在雌性臭虫的体壁上刺出一个口，然后把精子倾注进去。鸟类和爬行动物有一对被称为"插入器"的器官，它们用它来将精子射入雌性体内。哺乳动物也有类似的器官，叫作"阴茎"。一只雄性蜜蜂从它的身体里伸出插入器（因为通常藏于体内，所以又被叫作"内阳茎"），经雌性蜜蜂体内的一条"管道"进入雌性蜜蜂体内。雄性蜜蜂的生殖器官一旦进入雌性蜜蜂体内，就会喷射出精子，接着内阳茎就会折断，以阻塞雌性蜜蜂体内的生殖管道，这样就阻止了其他雄性蜜蜂与此雌性蜜蜂交配。

产卵

很多动物以产卵的方式进行繁殖，它们的幼体在孵化前会在卵内发育一段时间。

同类相食

一些雌性螳螂在交配时会吃掉它们的配偶。它们通常先吃掉雄性螳螂的头，但雄性螳螂剩下的身体仍然可以继续完成交配。这对雄性螳螂来说大概是一场不幸，不过它们并不会白白牺牲。雄性螳螂的身体可以作为良好的食物来源，支持雌性螳螂产生更多含有其遗传物质的卵。这种同类相食的行为通常发生在交配季节后期，此时的雄性螳螂几乎没有更多机会再次进行交配。

昆虫往往会将卵产在一个安全、靠近优质食物来源的地方，然后离开，由卵内的幼体独立生存。螳螂的卵在孵育时，被一层名为"卵鞘"的坚硬外壳保护着，而草蛉则在植物的长茎末端产卵，以防止它们被蚂蚁吃掉。还有一些动物会随身携带它们的卵，如盗蛛（育儿网蛛）会将卵产在一个坚硬的卵袋里，用它们的口器携带着卵袋行动。雄性产婆蟾会将卵缠绕在自己的后肢上，这样一方面可以保护卵，另一方面也能使卵保持湿润。慈鲷鱼会把在水中受精后的卵收集进嘴

雌性螳螂通常会在与雄性螳螂交配时吃掉它们。这会为雌性螳螂提供营养，有助于日后产卵。

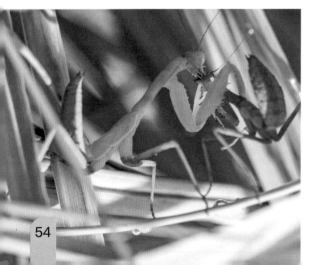

里，卵在那里完成孵化过程。

对热量的需求

许多动物的卵在发育过程中必须保持温暖。有些动物，比如鳄鱼，会建造一个由腐烂的植物组成的土堆，在里面产卵。植物腐烂过程中产生的热量能使鳄鱼卵保持温暖。海龟会将它们的卵掩埋在温暖的沙子里，而马累家雉则会在土洞里产卵，以地壳深处传出的地热取暖。不过，大多数鸟类采取的策略是孵蛋保暖，它们待在自己的巢穴中，坐在蛋上，以自己的体温为卵保暖。雌性蟒蛇在孵化卵时会缠绕在卵的四周并颤动身体，以产生热量来为卵保暖。

分娩

许多动物并不会产卵。相反，它们的卵会留在体内，持续孵化直到幼崽出生。这些动物幼崽孵化的营养来源于卵内的"食物"，而非母体。蚜、蝠鲼和球潮虫等动物会以这种方式繁衍后代。

绝大多数哺乳动物是胎生的，它们生

欺骗式养育

有些动物发现了一种养育幼崽的新方法，那就是欺骗其他物种的父母，让它们替自己把孩子抚养长大。例如，布谷鸟会把蛋产在其他鸟类（如芦苇莺）的巢中，此后布谷鸟的雏鸟会把其他正要孵化的芦苇莺蛋推出巢外。布谷雏鸟还能模仿芦苇莺雏鸟的叫声，所以芦苇莺父母会一直受到蒙蔽并喂养它们，直到这些布谷雏鸟在约20天后离开巢穴。

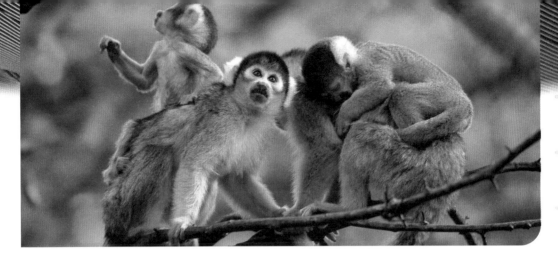

灵长类动物，如松鼠猴，会花很多精力照顾它们的幼崽，以确保它们能存活下来。

出的并不是带壳的卵。考拉等有袋类动物的幼崽在发育过程的早期就脱离了母体。它们出生后会爬进母亲身上的育儿袋中，迅速找到可以吮吸乳汁的乳头。对于包括人类在内的有胎盘的哺乳动物来说，幼崽离开母体时发育得要更成熟一些。雌性胎盘哺乳动物需要在体内孕育幼崽，而胎盘这个器官，正是为此用途进化出来的。养料和氧气从母体血液中通过胎盘输送给幼体，而幼体的废物则反向输给母体。另外一些动物，如鲨鱼和舌蝇，也进化出了类似于胎盘的器官。

养育后代

哺乳动物在分娩后用乳汁喂养幼崽。乳汁是由乳腺分泌出的，它富含幼崽快速成长所需的营养成分。不同物种的乳汁，所含的成分各不相同。例如，海豹的乳汁中含有60%的脂肪，这有助于海豹幼崽在皮肤下积累一层厚厚的脂肪，以应对寒冷的极地环境。

哺乳动物是自然界中唯一会产乳汁的动物，不过还有一些其他的动物，会用身体产生的类似乳汁的液体喂养幼崽。鸽子能从它们的嗉囊（前食管）中分泌一种营养液；火烈鸟雏鸟也会以亲鸟前食管分泌出的乳白色营养液为食。

有的动物会从其他地方带回食物，以此来喂养幼崽。食腐甲虫会保护幼虫一直到它们开始蜕皮，它们哺喂幼虫的食物是嚼碎了的动物尸体。海鸥等鸟类则会把食物储存在嗉囊中，回到巢穴后，再将食物反刍出来喂给雏鸟吃。

孵蛋和抚养幼崽通常需要双亲共同完成。例如，一方负责守卫巢穴，另一方负责寻找食物。亲代之间可能会采取一些夸张的表现来强化它们之间的联系。例如，每到繁殖季节，信天翁就会发出特别惊人的啼鸣和咔嗒声，并不时地摇头。

科学词汇

无性生殖：无须进行交配或有性生殖细胞的融合便可产生幼体。

求偶：雄性和雌性在完成交配前，寻求配偶的一种行为。

基因：能够编码蛋白质结构的DNA片段。

雌雄同体：同时拥有雄性和雌性性器官的动物。

胎盘：大多数哺乳动物在怀孕期间生长出的一个器官，它能为正在成长的幼体提供营养物质与氧气，并带走幼体产生的废物。

精荚：含有精子的包囊。

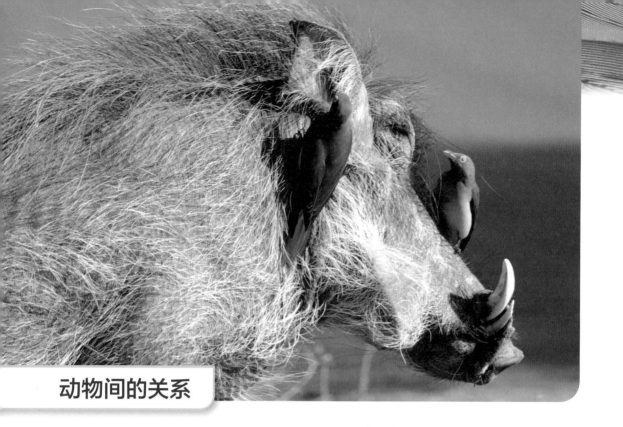

动物间的关系

不同物种的动物经常会生活在一起并互相影响。许多动物也会和自己的同类一起生活。

雄性驼鹿往往会单独游荡在北美的森林中，偶尔会与雄性竞争对手发生搏斗，或者与雌性驼鹿交配，但在其余的时间里，它偏好独处。驼鹿作为一种独居动物（独自生活的动物），并不会和其他驼鹿长期待在一起，不过它们依旧携带着别的"伙伴"——成群的跳蚤和虱子。驼鹿与它们身上的跳蚤和虱子之间的关系，被称为"共生关系"。

共生关系的类型

共生关系分为3种类型，分别是互利共生、偏利共生和寄生。如果在一起共同生活的两个物种都有所获益，那么这种关系就属于互利共生。埃及鸻是一种喜欢在尼罗河鳄鱼口中跳跃的小鸟。它们不会被鳄鱼吃掉，因为埃及鸻是鳄鱼的"牙医"，会吃掉鳄鱼牙齿周围残留的肉和水蛭。在这样的关系

牛椋鸟从疣猪的皮肤上啄出跳蚤和蝉。这是一种互利共生的关系，疣猪能借此清除掉身上讨厌的寄生虫，而牛椋鸟得到了一顿营养丰富的"大餐"。

中，埃及鸻得到食物来源，鳄鱼也借此收获了清洁的牙齿。

许多动物与细菌有着密切的关系。短尾乌贼白天躲藏在海底的沙子里，晚上才出来觅食。然而，当它在月光下游泳时，它的身体会遮挡一部分海面上射下的月光，并在海中投射出一个黑色的剪影，这个黑影可能会导致它被猎食者发现。不过，短尾乌贼有一个特殊设计的"外套"——它身上的细菌能发出光芒，照向海底，这样就消除了乌贼产生的黑影，使它能巧妙地伪装在夜色之中。

讨厌的寄生生物

在一些共生关系中，某种动物的获利是以其他动物遭受痛苦为代价的。这些动物被称为"寄生生物"。几乎每一种生活在地球上的动物都可能遭遇寄生生物。寄生生物

偏利共生

在共生关系中，有一个物种从中获益，而另一个物种并不会受到影响，这被称为"偏利共生"。鲫鱼拥有一个非常强力的吸盘，用来将自己吸附在鲸、鲨鱼和海龟的身上。这样鲫鱼就能搭上便车，以其他动物的残羹剩饭为食，不过那些提供搭车服务的动物并不会因此而受到伤害。

可以生活在被称为"宿主"的动物身体表面或体内。跳蚤、虱子、蜱、绦虫、吸虫和病毒都属于寄生生物。

大多数寄生生物是以牺牲宿主的利益为代价来获得免费食物的。跳蚤和扁虱通过叮咬宿主的皮肤来吸血。蚜虫从植物的叶脉中吸取汁液。

寻找新宿主

寄生生物面临的最大难题之一，就是如何将自己从一个宿主身上转移到另一个宿主身上。绦虫的卵需要被合适的宿主吞下，才能在宿主的肠道中继续发育。对于任意一个卵来说，这种情况发生的概率非常小，于是，绦虫一生中会产数百万个卵，以增大基数来应对这种小概率事件。

即便是可以通过飞行来四处活动的成年羊狂蝇，也需要想办法将后代安置在适宜的地点。雌性羊狂蝇会先在羊头前盘旋，然后找准时机向着羊头俯冲过去，将虫卵产在羊的鼻子里。羊狂蝇幼虫就这样定居在了羊头的腔隙中。经过几个月的发育，这些幼虫会从羊鼻孔回到土壤里，并在土壤里发育成成虫。

人肤蝇的入侵

人肤蝇的幼虫是一种寄生生物。人肤蝇的幼虫是在人类等宿主体内发育的。然而，它们的成虫是一种又大又吵的昆虫，很容易被人发现。这些人肤蝇是如何让它们的后代寄生到人体内而不被发现的呢？人肤蝇有着绝佳的解决方案，它们会在半空中抓住雌性蚊子，并将自己的卵附着在蚊子身上，再放它们离开。当这些雌性蚊子安静地落在人身上觅食时，人肤蝇的卵就会迅速孵化，孵化出的幼虫接着就会钻进人的皮肤里。

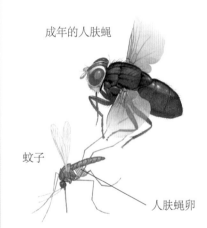

一只雌性人肤蝇放开了一只蚊子，而这只蚊子身上已经被附着了人肤蝇的卵。接着，蚊子会将这些卵转移到人身上。

如果你是一个农民，一定不会乐意让虫子吃你的庄稼。那么，你会怎么做呢？有种解决办法是用一种叫作"拟寄生物"的寄生生物当杀手来减少害虫的数量。这也属于生物防治的一种方式。许多寄生蜂就属于拟寄生物。它们是很好的生物防治工具，因为它们中的大多数只会针对某种特定的昆虫。黄蜂会在毛毛虫和蚜虫等害虫的体内产卵。

当卵孵化后，新生出的小黄蜂就开始咀嚼宿主（害虫）的内脏。当宿主最终死亡时，这些黄蜂就"破壳而出"，成为成年黄蜂，它们继续飞行交配，再次寻找新的宿主。黄蜂通过这样的方式，控制了害虫的数量。

群居生活

不论是一大片银色沙丁鱼，还是成群的粉红色火烈鸟，许多动物会与同类成群结队地生活在一起。和人类相似，有些动物往往会和近亲生活在一起，而更大一些的群体还可能会欢迎其他不相关的动物加入。

群居生活可能导致食物的竞争和疾病的传播，但在戒备猎食者方面确实可以提供更高的安全性。在非洲的大草原上，成群的瞪羚平静地吃着草，但每隔几秒钟就会有一只瞪羚巡视是否有危险的迹象。由于有很多双眼睛，因此大型瞪羚群能够及时地发现狮子或猎豹这类猎食者。有的动物会在抚育后代或寻找食物方面进行团队合作。鸵鸟会把它们的幼鸟放在一起，然后团结协作来保护它们。虎鲸、狮子、狼等会成群结队地进行捕食活动。

"一只"葡萄牙战舰水母并不是一个动物。它是一个由许多水螅体组成的集群，这些水螅体各自承担着不同的任务，如捕食、消化食物和繁殖。

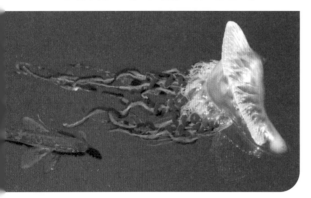

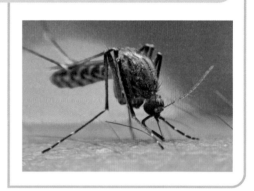

动物们的社会

有些动物将群居生活发展到了极致，如珊瑚、海绵、白蚁和蚂蚁等。它们生活在高度组织化的群体中，不同的个体负责完成不同的工作。葡萄牙战舰水母生活在广阔的海洋中。它看起来与水母相似，会用带刺的触须来捕捉猎物。然而，葡萄牙战舰水母并不是单独的动物个体，而是一个由数百只微小的水螅体组成的生物群落。这些水螅体需要根据它们负责的不同工作而演化出不同的大小和形态。

社会性昆虫

社会性昆虫，如白蚁、蚂蚁和一些蜜蜂和黄蜂，通常生活在个体紧密相连的群体中。它们是地球上最成功的动物。在巴西

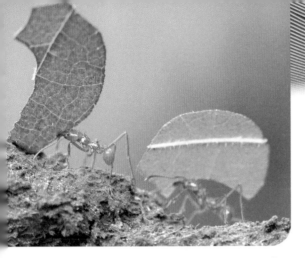

蚂蚁，如图中这些切叶蚁，会成千上万地聚集起来，共同生活。它们形成了一个高度组织化的群体。

雨林中仅1平方千米的范围内，生活着的蚂蚁种类就比地球上所有灵长类动物的种类还要多。

一般来说，在社会性昆虫的巢穴中，只有一个成员具备繁衍后代的能力。它就是这个巢穴的女王。被称为"工蚁"或"工蜂"的其他成员负责寻找食物、照料幼虫，或者保卫巢穴。这些昆虫承担特定的任务，也会根据不同的任务而演化出相应的独特外形，这被称为"品级分化"。有些兵蚁因为战斗的需要而拥有巨大的口器，另一些则有着塞子状的头，用来堵住通往巢穴的入口。

人类和其他灵长类动物

除社会性昆虫外，大多数动物具备独立繁衍的能力，无须为了生存而加入某个群体。然而，仍有许多动物选择与自己的同类生活在一起。人类所属的灵长类动物，就生活在各种各样的社会群体中。狨猴"奉行"一夫一妻制，它们生活在小的家庭单位中，雌性和雄性都会负责照顾孩子。山地大猩猩则"奉行"一夫多妻制，一只雄性往往会与多只雌性发生关系。

黑猩猩生活的大群体一般会由100只甚至更多只黑猩猩组成，其中的雄性和雌性

科学词汇

偏利共生：两种生物共居时，一种生物有所获益而另一种生物（宿主）不受影响的关系。

互利共生：两个或两个以上物种之间相互都能获益的关系。

水螅体：组成如珊瑚或管水母这类群体动物的生物个体。

共生：不同物种或生物个体之间的一种相互关系。

媒介：携带寄生生物并将其在宿主之间传递的有机体。

可能会与数个配偶交配。在一个大群体内，动物们会为了食物、交配权和繁育而发生争斗。每只动物通过争斗拥有了特定的"社会等级"。人类的祖先也曾经生活在类似的社会中。不过，语言的发展使人类得以创造一个更加复杂的社会，能够以更丰富的方式进行交流。

想法与思想

人类拥有科学家所说的"心智理论"。也就是说，人能够意识到别人拥有其独立的思想、观念、感受和对事件的立场看法。人可以感知他人的饥饿与痛苦，也能够理解他人的不同观点。这使得一些人能够说谎，诱骗别人按照他们的意图去行动。科学家在讨论心智理论是否同样适用于其他动物。黑猩猩、狗和海豚这些动物非常聪明，许多人（如那些与它们有着密切合作的人）认为它们像人类一样拥有思想和情感。

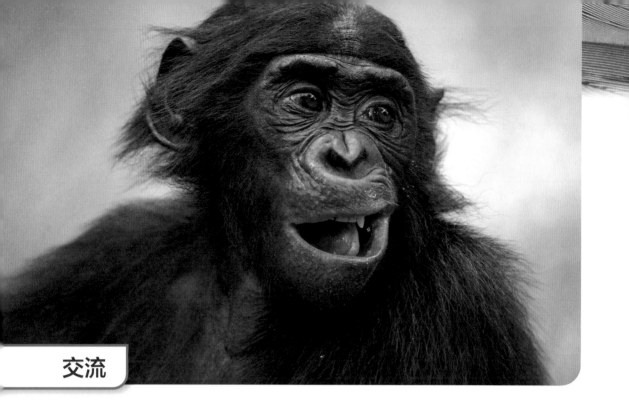

交流

动物之间的交流对于它们抵御竞争对手、吸引配偶、向其他动物警示危险或向群体中的其他动物描述食物来源等需求至关重要。

动物之间的交流每时每刻都在进行。这些交流有着不同的目的和方式。动物依靠发出与接收视觉信息、触觉信息、化学物质和声音信号来进行交流。视觉和触觉在动物近距离交流时很重要，而化学物质和声音在

黑猩猩用面部表情和声音进行交流。

长距离的沟通中更为重要。大多数动物在交流中往往会使用以上种种方式的"组合"。

戒备竞争对手

许多动物会标记自己的领地，以确保食物供应并吸引配偶。它们用多种多样的信号警告对手，例如，鸟类就会用歌声来保卫自己的领地。领地的边界还可以用化学物质标出，如老虎会用含有特殊化学物质的尿液标记自己领地的边界。领地的边界信息还可以通过在树木上留痕的方式来得到视觉上的强化。还有一些视觉信号用于赶走竞争对手，这些信号由外在形象来呈现。例如，蜜罐蚁会直着腿僵硬地走路，让自己看起来比原本的样子更大一些，以此来吓跑竞争对手。

标志物的重要性

视觉信号也可以体现为某种动物的身体特征或标志物。常见的标志物包括鹿的鹿角、孔雀尾巴上的羽毛等。这些富有特征的

大有用处的振动

声音能以振动的形式，在地面上传播很长一段距离。2003年，生物学家发现，大象可以分辨出16千米以外的其他大象是否处于危险之中。它们能察觉到远处大象运动所引起的地面轻微震动，也能感受到大象口中发出的低沉的隆隆声。这些低频率的声音被称为"次声波"。大象接收声音的途径有一部分来源于它们高度敏感的脚，其上面分布有神经末梢。

电流交流

有些动物能用非常特殊的方式进行交流。例如，鱼类能产生和探测电场。电鳗（下图）可以通过电击将猎物打晕，它们产生的电场也能够帮助它们在黑暗的河水中辨识道路。电鳗还能利用电脉冲与其他同类进行短距离交流。

电鳗的身上遍布着能产生电流的器官。整个"发电系统"由多达20万个能够发电的小圆盘单位组成，可以输出高达800伏特的电压，几乎是我们墙上插座电压的4倍。

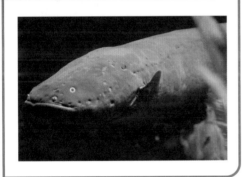

标志物通常是支配地位的象征；占据了支配地位的动物通常能比群体中的其他成员获得更多食物和配偶。标志物也彰显了某只动物在作为配偶方面所具有的优越性，这有利于避免与其他动物发生无谓的争斗，因为争斗会消耗更多的能量，甚至让身体受到伤害。例如，在赫里氏带鹀群体中，支配地位与喉部黑色的羽片大小有关。支配地位也会体现在动物肢体动作中。一匹狼把尾巴夹在两腿之间，就表示它对那匹尾巴高高竖起、占据支配地位的狼没有威胁。对于群居生活的动物来说，支配地位非常重要，因为通常只有占据了支配地位，才能获得繁殖的机会。

"长途电话"

只有在短距离和短时间的交流中，视觉信号才能发挥作用。为了能在更远的距离和更长的时间跨度内进行交流，许多动物会使用一种叫作"信息素"（费洛蒙）的化学物质。大多数雄蛾会用它们羽毛般的触须来探测雌蛾释放出的信息素。某只雄性婆盖蛛一发现雌性婆盖蛛的网，就会立即把它裹成一个球。因为雌性婆盖蛛的网丝富含信息素，通过破坏蜘蛛网，雄性婆盖蛛就能阻止这只雌性婆盖蛛被其他雄性同类找到。

声音在动物的远距离交流中也起着重要作用。例如，吼猴发出的叫声在4.8千米外都能被听到！吼猴用这些声音来保证它们

"用餐"邀请

信息素的应用范围并不仅仅局限于交配过程，它们也能帮助许多小动物聚集成群。蜱以哺乳动物的血液为食。当蜱找到一个觅食的好地方时，它会释放出一种信息素，让其他的蜱也加入进来。蜱会向血液中释放化学物质以阻止血液的凝结进程。越多的蜱能够产生越多的化学物质，减少凝血发生，缩短进食所需的时间。这种行为对蜱的存活大有裨益，因为这样，它们就更容易被宿主动物发现和消灭。

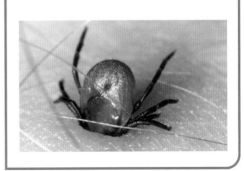

蜜蜂舞

蜜蜂通过飞舞的方式来告诉同类在哪里可以找到食物。其他的蜜蜂可以通过接触蜜蜂舞者来收集信息。蜜蜂用一种名为"圆舞"的舞蹈告诉同类附近有食物。舞蹈持续的时间越长，表示食物的质量越好。如果要传递的信息是"食物来源距离蜂巢超过了50米"，那么蜜蜂会以另一种方式舞动。当传递的信息需要参考太阳的方向时，它们会在舞蹈中来回摇摆身体。

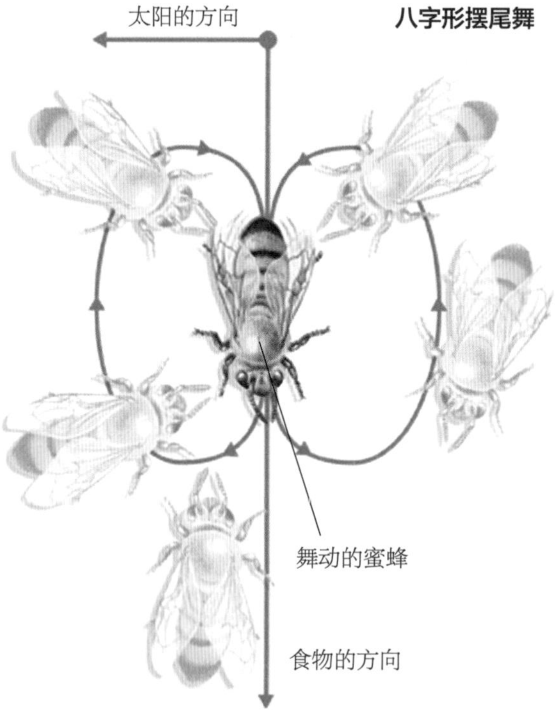

八字形摆尾舞

太阳的方向

舞动的蜜蜂

食物的方向

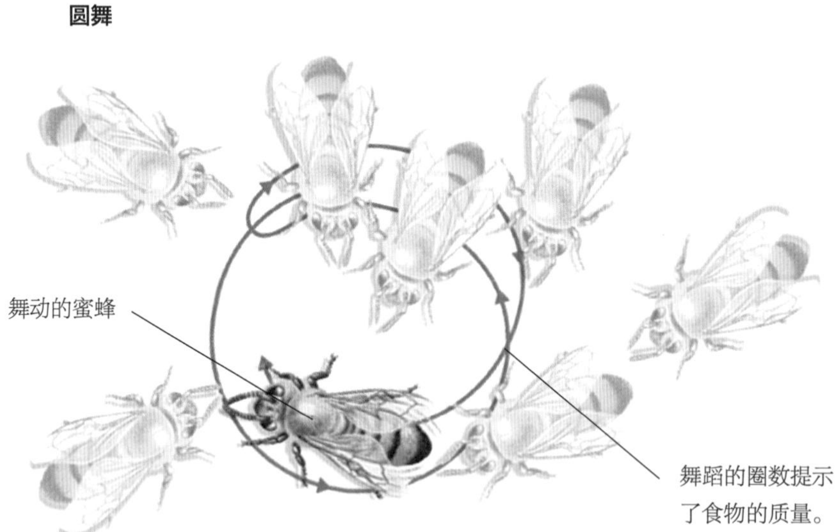

圆舞

舞动的蜜蜂

舞蹈的圈数提示了食物的质量。

的觅食范围不受其他猴群的影响。对于那些和近亲群居的动物来说，能互相警示危险是很有意义的。

被瓢虫攻击的蚜虫会释放出有警示意义的信息素。有了它们发出的警报，附近的蚜虫就可以尽快地逃走。除信息素外，被用作警示工具的还有声音。兔子在躲避危险之前会用脚拍打地面以警示同伴，而海狸在危急情况下会用尾巴拍打水面。灵长类动物警示的方式往往会更复杂一些。例如，长尾猴会针对不同的威胁动物发出不同的警示声——一声响亮的吼叫表示豹，两声咳喘表示鹰，还有一些特殊的声音表示蛇。

复杂的交流

一种动物时常会与其他物种的动物产生交流。这种交流往往是一种类似于"离我远点"的警告，但有时，动物的交流是为了使双方都获益。这就是通常说的"互利共生"。例如，响蜜䴕找到蜂巢后，就会对着蜜獾亮出它们白色的尾羽。蜜獾跟着响蜜䴕找到蜂巢后，就会用它们强壮的爪子直捣蜂穴，享用蜂蜜，而响蜜䴕则可以接着吃剩下的蜂蜡。这就是互利共生，也许是偶然事件，科学家目前尚无定论，不过的确有一些动物是能够进行非常复杂的信息交流的。例如，蜜蜂能够通知同一巢穴的伙伴们在哪儿可以找到花蜜丰富的花朵；海豚会用一系列吱吱声、唧唧声和哨声来交流复杂的信息。海豚甚至还能发出有特定标志意义的哨音。这样独特的哨音能够用来辨别个体，就像每

信息素的陷阱

在有的情况下，信息素可以被用来控制害虫。20世纪70年代，美国的淡水小龙虾偶然地被引入了英国的内陆水系中。美国淡水小龙虾与英国本土小龙虾争夺起了食物，并将一种能威胁英国本土小龙虾生命的疾病传播开来。科学家设置了一批陷阱，其中带有美国小龙虾吸引配偶用的信息素，希望这些陷阱能够减少"入侵者"的数量。

个人拥有名字一样。其他海豚学习这些哨音，便可以在交流时辨识出对方。

人类的语言是所有交流系统中最复杂的。对于语言是如何出现、何时出现的，我们至今了解甚少。不过我们知道，在大约20万年前，人类的祖先就已经有了语言。说话需要舌头、喉咙和脑的结构发生显著的变化，但它也为远古时代的人们开启了一个充满可能性的世界。人们由此得以协调狩猎活动，并在群体之间或世代之间传递复杂而又抽象的信息。

会笑的狗

当你有机会和狗玩耍的时候，你可以听听它发出的声音。生物学家和动物心理学家发现，狗在玩耍的时候会笑！狗的笑声在我们听起来像喘气，但它其实包含了人类听不到的低频噪声。这些声音表明它很高兴。狗的笑声也会"传染"，当听到这样的笑声时，其他的狗也会赶来加入愉快玩耍的行列。

科学词汇

信息素： 动物或植物释放的一种化学物质，用来向其他成员或其他物种传递信息。

标志物： 动物给自己或其他物种留下的视觉信号。它通常是某个物种中支配地位的象征。

Books

Al-Khalili, Jim and McFadden, J. *Life on the Edge: The Coming of Age of Quantum Biology*. London: Black Swan, 2015.

Anders, M. *DNA, Genes, and Chromosomes (Genetics)*. Mankato, Mn: Capstone Press, 2019.

Brunelle, L. (ed). *Protists and Fungi*. Milwaukee, WI: Gareth Stevens Publishing, 2003.

Campbell, Neil A, Urry Lisa A, et el. *Biology: A Global Approach, Global Edition*. London: Pearson Education, 2017.

Dawkins, R. *The Blind Watchmaker: Why the Evidence of Evolution Reveals a Universe without Design*. New York: W. W. Norton, 1996.

Day, T. *Routes of Science: Genetics*. San Diego, CA: Blackbirch Press, 2004.

Howard, J. *Darwin: A Very Short Introduction*. New York: Oxford University Press, 2001.

Latham, D. *Ecology*. Chicago, IL: Heinemann-Raintree, 2009.

Llewellyn, C. *The Big Book of Bones*. New York: Peter Bedrick Books, 1998.

Loxton, D. *Evolution: How We and All Living Things Came to Be*. Toronto, CA: Kids Can Press, 2010.

Morgan, B. (ed). *Biomes Atlases*. Chicago, IL: Raintree, 2010.

Parker, S. *In Your Genes: Genetics and Reproduction*. Chicago, IL: Heinemann-Raintree, 2007.

Séquin, Margareta. *The Chemistry of Plants and Insects: Plants, Bugs, and Molecules*. London: Royal Society of Chemistry, 2017.

Sneddon, R. *Cells and Life: Cell Division and Genetics*. Chicago, IL: Heinemann library, 2002.

Ward, B. R. *Microscopic Life in Your Body*. North Mankato, MN: Smart Apple Media, 2004.